YUNCHANQI YINGYANG 200 WEN

# 孕产期营养

## 200问

### 主　编　刘燕萍

CNS K 湖南科学技术出版社·长沙

国家一级出版社　全国百佳图书出版单位

## 图书在版编目（CIP）数据

孕产期营养 200 问 / 刘燕萍主编. — 长沙 ： 湖南科学技术
出版社，2024.5
ISBN 978-7-5710-2845-9

Ⅰ．①孕… Ⅱ．①刘… Ⅲ．①孕妇－营养卫生－问题解答
②产妇－营养卫生－问题解答 Ⅳ．①R153.1-44

中国国家版本馆 CIP 数据核字(2024)第 077736 号

**孕产期营养 200 问**

主　　编：刘燕萍
出 版 人：潘晓山
出版统筹：张忠丽
责任编辑：李　忠　杨　颖　白汀竹
特约编辑：王超萍
出版发行：湖南科学技术出版社
社　　址：长沙市芙蓉中路一段 416 号泊富国际金融中心
网　　址：http://www.hnstp.com
湖南科学技术出版社天猫旗舰店网址：
　　　　　http://hnkjcbs.tmall.com
邮购联系：0731-84375808
印　　刷：湖南省众鑫印务有限公司
　　　　　（印装质量问题请直接与本厂联系）
厂　　址：长沙县榔梨街道梨江大道 20 号
邮　　编：410100
版　　次：2024 年 5 月第 1 版
印　　次：2024 年 5 月第 1 次印刷
开　　本：710mm×1000mm　1/16
印　　张：11
字　　数：183 千字
书　　号：ISBN 978-7-5710-2845-9
定　　价：79.00 元

# 编委名单

主　编　刘燕萍

副主编　张　田

编　委（以姓氏笔画为序）

关　阳　李　蕊　杨　宇　张天萍　蒋永红

# 内容提要

本书从实际出发，总结提炼当前孕产妇群体较为关注、较具代表性的 200 个高频营养与健康问题，组织具有多年临床实践经验的妊娠期营养门诊医生来提供答案，讨论孕产期饮食、营养补充剂，也讨论日常营养监测等生活技巧，行文平实质朴、亲切易读，有孕育计划和处在孕产期的你，快来阅读吧！

# 前　言

　　孕育新生命，为人父母，是幸福而又令人忐忑的，这个过程存在着人多难以预知的挑战。我们国家每年出生人口中约有 5% 存在不同程度的出生缺陷，约 1/6 的准妈妈要经历妊娠糖尿病，约 1/4 的人会罹患妊娠贫血。体重管理不好，长得太多或增重的节奏不对，会影响到胎儿的发育，也会给母体带来营养代谢相关问题，更有可能增加分娩的风险。怀孕、生育是一个女人，一个家庭的健康机遇期，如何重视都不为过。

　　或许有人不以为然——又不是 200 年前，都 21 世纪了，现代医学技术怎么会连生孩子的事都搞不定？

　　的确，B 超能及时发现大多数胎儿发育的异常，围产期保健也能预警诸多妊娠期健康问题，在"鬼门关"前，产科妙手常能采取果断措施拉你一把，但是，在 280 天的孕育过程中，母体内环境只有靠孕妈妈来主动地、科学地管理和呵护，才能让胎儿的第一个家丰足、有序，不受外邪侵扰，最大限度地预防围产期母儿并发症。

　　营养，饮食，吃动平衡，是准妈妈能够也只能自己来实施和把握的。以我们多年坐孕期营养门诊的经验来看，这部分也是孕妈妈产生困惑最多的地方。

　　我们是来自北京 4 家医院妊娠期营养门诊的医生，从事妊娠期营养管理的经验都不算短，这次把我们在日常工作中搜集来的高频问题一一作答，其中有些问题看似令人发笑，好像不值得一答，实则是日常生活中孕妈妈常见的错误做法，也有些问题并非由孕妈妈们提出，而是我们作为营养科医生想要特别叮嘱和交待的话，反映了近些年专业领域对妊娠期营养管理的进展，以及值得关注的热点问题。

我们希望这本书能在您萌生怀孕的想法时就可以到您手上，请您和家人一起，读一读，听一听，谈一谈，就孕产期相关的营养、饮食问题与我们达成一致，提升和修正家庭健康管理的理念，少走些弯路，平安顺遂地迎接家庭新成员，为宝宝营造风调雨顺的家，共享幸福人生。

刘燕萍
于北京

# 目　录

## 第二章　妊娠期疾病的饮食调理 *53*

## 第三章　分娩前后的饮食调理　　**129**

第一章

# 妊娠期日常饮食

# 第一节　孕前及孕早期饮食的注意事项

## 1. 孕前有必要进行营养筛查吗

很有必要。

我们国家每 10 年做一次全国性的营养与健康调查，最近的一次结果显示，妊娠期女性中维生素 D 缺乏、钙摄入不足、贫血、叶酸缺乏，以及缺铁、锌、硒等矿物质的情形着实不少，妊娠期体重增加不合理的人数占比高达 2/3，说明孕妈妈们普遍不太会有效管理营养，不能合理应对妊娠期不断变化的营养需求。营养素失衡，营养缺乏，会带来诸多严重的影响，我国出生缺陷的发生率高达 5%，其中营养失衡是最主要的影响因素。这些问题都应从孕前就加以筛查和纠正，才能最大限度保护胚胎，保证胎儿健康发育，同时维持母体健康。

为此，我国特意在 2016 年更新《备孕人群膳食指南》，其中载明，孕前应调整体重至适宜水平，要补充叶酸、铁和碘等关键营养素。

如果不经营养筛查，直接开补，是不是也能解决问题呢？这不好说。

营养筛查的第一步是了解病史和膳食习惯；第二步是进行必要的身体测量，如体重、体脂率、肌肉量、血压、皮肤毛发观察等；第三步是进行必要的营养素评价，例如维生素 D 营养水平检查是测定血清 25- 羟基维生素 D 水平，如果低于 30 ng/mL（75 nmol/L）是为不足或缺乏；再如贫血与否，以及贫血相关营养素是否有亚临床缺乏等。

要知道，并非所有的营养缺乏症都有显著的或典型的临床表现，或仅通过膳食问卷就能一目了然。如果有条件的话，还是应该到开设备孕或妊娠期营养门诊的机构进行孕前营养筛查。

市面上各种配方的妊娠期营养素制剂多如牛毛，单看叶酸的含量，分别有 100 μg、200 μg、400 μg、800 μg、1 500 μg 等不同的剂量，如何判断自己到底缺不缺？该用哪个剂量？该补多久才需要减量维持？盲补，万一补多了怎么办？

更何况每个配方通常包含有几种、十几种乃至几十种营养素，如何合理选择？在缺乏个体化评价依据的情况下，真是很难得出确定的答案。

因此，如果计划要宝宝了，不妨多做一些准备，在营养筛查和管理上投入多一些。

### 2. 孕前需要控制体重吗

孕前体重与新生儿出生体重、婴儿死亡率以及孕前并发症等有非常密切的关系。孕前肥胖或低体重的育龄妇女是发生不良妊娠结局的高危人群，备孕妇女应通过平衡膳食和适量运动来调整体重，使体质指数（BMI）达到 $18.5 \sim 23.9 \ kg/m^2$ 的范围。

（1）低体重（$BMI < 18.5 \ kg/m^2$）的备孕妇女，可以通过适当增加食物量和规律运动来增加体重，采用每天 $1 \sim 2$ 次的加餐，让身体变得"结实"起来。

体重偏轻意味着机体的营养储备不足。如果是运动达人——练瘦的，是不是就没有问题了？其实不然，这个瘦法，肌肉或许不缺，但体脂率过低，不利于生殖内分泌环境的营造——不易受孕，妊娠期也不利于胚胎获取足够的营养。

（2）肥胖（$BMI \geqslant 28.0 \ kg/m^2$）或超重（BMI 在 $24.0 \sim 28.0 \ kg/m^2$）的备孕妇女，应改变不良的饮食习惯，减慢进食速度，避免过量进食，减少高能量、高脂肪、高糖食物的摄入，减少外餐和加工肉食的摄入，多选择低升糖指数、富含膳食纤维、营养素密度高的食物。要知道，带着过多的身体脂肪进入妊娠期，遇到妊娠期必然发生的营养代谢高负荷，就会更容易发生妊娠糖尿病、妊娠高血压和血脂异常，造成胎儿发育受限、早产或巨大儿，威胁母胎安全。

（3）无论胖瘦，孕前都该建立良好的吃动平衡习惯。终生不辍的是"体育课"，特别是在准备进入妊娠期时，适当增加运动，推荐每天 $30 \sim 40$ 分钟的中等强度运动来提高或维持良好的心肺功能、肌肉量，维持正常的代谢能力，非常必要。

### 3. 孕前超重，妊娠期需要控制体重吗

孕前超重或肥胖是妊娠糖尿病（gestational diabetes mellitus，GDM）的独立危险因素。GDM 是妊娠期最常见的合并症，指妊娠期首次发生的糖代谢

异常。GDM 与巨大儿、肩难产、新生儿呼吸窘迫综合征、新生儿低血糖等不良妊娠结局相关。孕前超重或肥胖女性若发生 GDM，其子代更容易出现肥胖、心血管疾病、呼吸系统疾病和认知行为异常。

孕前超重或肥胖的孕妈妈进行饮食＋运动干预后，可以有效控制妊娠期体重的增长，减少妊娠期合并症的发生。建议通过妊娠期营养门诊帮助调整能量摄入来限制体重增加，合理的热量限制对提高胰岛素敏感性也有重要作用。在医学监督下的运动干预也是预防 GDM 的有效措施，妊娠期适当运动是有益的。胰岛素抵抗主要发生在骨骼肌，运动可以增加骨骼肌对葡萄糖的吸收，还可增加葡萄糖转运蛋白 4 的表达和易位，加速葡萄糖向细胞内转运，促进葡萄糖的进一步摄取。此外，运动还可通过降低体内瘦素水平而改善胰岛素抵抗。

妊娠期营养门诊会根据孕妈妈自身状况制订个体化的饮食＋运动方案，尽早开始中等强度的有氧运动和力量训练。此外，妊娠期进行适当的运动是安全的，不会增加早产和小于胎龄儿的风险，对于子代远期的体重维持和健康也有益。

体重增长可以参看表 1-1 标准。

表 1-1　2021 年中国营养学会发布《中国妇女妊娠期体重监测与评价》标准

| 妊娠期前 BMI/ ( kg/m² ) | 妊娠期体重增加总重 /kg | 孕早期增加 /kg | 孕中、晚期体重增长速率 /(kg/ 周) |
| --- | --- | --- | --- |
| 低体重（＜ 18.5 ） | 11.0 ～ 16.0 | ＜ 2.0 | 0.46（0.37 ～ 0.56） |
| 正常体重（18.5 ≤ BMI ＜ 24.0 ） | 8.0 ～ 14.0 | ＜ 2.0 | 0.37（0.26 ～ 0.48） |
| 超重（24.9 ≤ BMI ＜ 28.0 ） | 7.0 ～ 11.0 | ＜ 2.0 | 0.30（0.22 ～ 0.37） |
| 肥胖（BMI ≥ 28.0 ） | ＜ 9.0 | ＜ 2.0 | ＜ 0.30 |

## 4. 孕早期吃什么食物对胎儿好

因为，我国备孕女性普遍存在的营养问题是维生素 D 缺乏、铁缺乏、叶酸缺乏、碘缺乏等，所以，《中国居民膳食指南》妊娠期篇就倡导在怀孕前和初期，除了要做到饮食宜清淡、富有营养、易消化，根据自身需要保证能量供应维持体型正常以外，还应适量吃富含优质蛋白、矿物质、维生素等成分的食物，或通过营养补充剂获取足够的营养素。

（1）怀孕初期应保证每天至少摄入 130 g 碳水化合物，首选富含碳水化合物、易消化的粗粮整豆和薯类，以避免出现严重的酮症威胁胎儿早期脑部发育，或造成母体膳食纤维摄入不足出现便秘或肠道菌群失调等。

（2）怀孕初期要改变失衡的饮食结构，不吃肉或以肉为主的、不吃主食极低碳的、不爱吃菜缺乏叶酸等维生素的，都会带来很大的问题。

（3）怀孕初期可以接受短期的相对偏素的膳食模式，不过要注意尽量选择新鲜深色蔬果、蘑菇、藻类、坚果和杂粮，来丰富食物中维生素 A、叶酸、碘等关键维生素含量。

（4）怀孕初期如果喝不了牛奶，可以通过增加小海鲜、绿叶蔬菜、藻类食物、干果、坚果等来补充每天所需的钙，这样做，还能帮助机体获得更多的铁、锌、碘、铜等矿物质。

（5）怀孕初期是胎儿着床发育的重要阶段，如果食欲不振、呕吐等早孕反应明显，则不必过分强调平衡膳食，可采用少食多餐的方法，以顺应饮食的方式来补充营养。

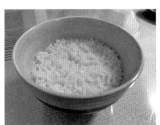 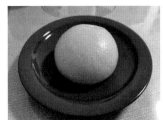 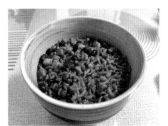

## 5. 孕早期饮食推荐量太多，吃不了怎么办

发生这种情况，一是说明孕前的饮食不尽合理，孕妈妈的营养基础或许不够好；二是源于孕早期食欲异常，处于妊娠反应阶段了；三是可能对孕早期的饮食推荐有所误解。下面我们一一来剖析。

其实，孕早期胎儿生长相对缓慢，所需要的能量和营养素不多，备孕期的良好营养贮备可以维持母体和胎儿在这一时期的营养需求。按理说，孕早期的能量和食量应与非妊娠期相差无几。若因为妊娠反应，进食受限，不能维持孕前平衡膳食，也不必过于担心和焦虑，保持愉快稳定的情绪，只要保证基本的能量供应即可，不用过分强调平衡膳食，也无需过早增加能量和各种营养素的摄入，可少食多餐，注意食物的色、香、味的合理调配，有助于缓解和减轻症状。

以提供碳水化合物的主食摄入量为例，当孕吐严重影响进食时，为保证脑组织对葡萄糖的需要，预防酮症酸中毒对胎儿的危害，每天必须摄取至少 130 g 碳水化合物。应首选富含碳水化合物、易消化的粮谷类食物，如米、面、烤面包、烤馒头片、饼干等。各种糕点、薯类、根茎类蔬菜和一些水果中也含有较多碳水化合物，可根据孕妈妈的口味选用。食糖、蜂蜜等的主要成分为简单碳水化合物，易于吸收，进食少或孕吐严重时食用可迅速补充身体需要的碳水化合物。提供 130 g 碳水化合物的食物有：200 g 左右的全麦粉；或者 170 ～ 180 g 精制小麦粉或大米；或者大米 50 g、小麦精粉 50 g、鲜玉米 100 g、薯类 150 g 的食物组合，是满足 130 g 碳水化合物的最低限的食物。这个推荐量，真的多到吃不下吗？那或许该看看消化科或中医科了。

## 6. 孕早期有哪些饮食禁忌

女性在怀孕初期要特别注意饮食的安全性，不洁净、含有有毒有害成分的污染食物肯定需要杜绝；食物烹饪加工的过程要避免油炸、腌制、熏酱、烧烤等不健康的方式；应避免饮用刺激性的饮料，如酒、浓茶和大量咖啡、可乐型饮料等。

（1）如果怀孕初期的饮食过于油腻，特别是过量进食一些油炸食品，则可能导致体重增长过快，为妊娠高血压、妊娠糖尿病、高脂血症等妊娠期并发症埋下隐患。

（2）很多腌制、熏酱、烧烤过的食品，在烹饪过程中可能产生一些致癌物质，从而影响母体和胎儿的健康。

（3）孕妈妈饮酒，可能会干扰胎儿的正常发育，还可能出现早产、流产和胎儿畸形等。

（4）如果孕妈妈饮用浓茶、咖啡，其中的咖啡因可能会影响孕妈妈和胎儿的睡眠模式；而浓茶中除含有咖啡因外，还含有大量鞣酸，它会妨碍肠黏膜对营养元素的吸收，大大降低膳食中铁的吸收率，导致贫血的发生。

（5）有些孕妈妈认为富含二十二碳六烯酸（DHA）和蛋白质的深海鱼是好

东西，吃了不长自身脂肪，还有利于胎儿，就会大量摄取，其实深海的大鱼体内往往沉积较多重金属，特别是汞，不宜大量、频繁地摄入。

妊娠期的营养状况不仅关系到孕妈妈自身健康，而且还会影响胎儿的生长发育。因此，怀孕初期的饮食宜清淡、富有营养、易消化，通常应根据自身需要，适量吃一些富含优质蛋白、矿物质、维生素等成分的食物，此外还需保证足够的能量供应。

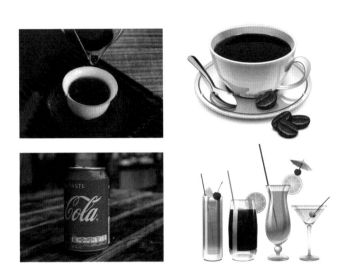

## 7. 妊娠期应注意哪些食品安全问题

孕妈妈作为一个特殊的群体，其食品安全更应该受到关注和重视。常见的食品安全问题如下：

（1）食品中的添加物问题，过量使用食品添加剂或非法添加非食品加工用化学用品，孕妈妈或家人在选购食物时应查看食物标签和声明，还要看生产厂家的资质。

（2）食品生产过程中有农药或兽药残留，其残留如没有达到农兽药残留限量食品安全国家标准，很容易引起中毒现象。因此，选择食品时应到正规的超市或菜市场。

（3）食品储存、加工过程中处理不当会引起微生物污染，腐败变质，如李斯特菌污染，在烹饪食物时应做到生熟分开、烧熟煮透、保持手部卫生等，能够有效预防其发生。另外，像生食海鲜、生食蔬菜、冰淇淋、奶酪及熟肉制品等一些即食食品也是李斯特菌病的高危食品，妊娠期也要避免食用。

（4）食物烹饪方式不当会产生杂环胺、丙烯酰胺、亚硝胺等致癌性化合物，这些物质一般是烟熏、烧烤等高温烹调蛋白含量较高的肉类时或腌制食物时会出现，妊娠期摄入对孕妈妈和胎儿健康不利。孕妈妈应避免连续长时间食用此类食品，也应减少油炸和高脂肪食品的摄入。

（5）超过保质期的食物，无标签的预包装食品。此类产品无法保证其食品质量与安全，可能存在变质或者微生物污染，为孕妈妈购买食材时应看产品包装，观察保质期。妊娠期是特殊时期，食品安全关乎两个人的健康，因此孕妈妈和家庭成员养成健康的食品安全习惯对于保护孕妈妈和胎儿的健康尤为重要。

## 8. 孕早期就开始运动真的有利于母胎营养代谢吗

母体营养代谢的改变在受孕后的最初几周最为明显，并在整个妊娠期持续进展，这些改变是为了适应胎儿和母体对营养素增加的需要，自孕早期起，雌激素和孕激素刺激胰岛素分泌开始增加，促进葡萄糖转化为糖原和脂肪，促进母体脂肪的储存。孕妈妈的体重，体脂肪、骨骼肌、水分等身体成分的含量及分布均会影响其营养代谢状况，我国约有 1.3 亿育龄妇女超重或肥胖，正常体重范围的育龄女性中约有 50% 体脂肪超标。超重、肥胖会给妊娠期带来营养代谢相关的合并症，如妊娠糖尿病、妊娠期高脂血症等。而体重或体脂肪超标，除了受饮食影响外，运动也是一个重要的影响因素，运动可以消耗一部分热量，如果没有运动禁忌证，孕早期就开始运动，以降低体重和体脂肪比例，改善营养代谢。运动还可以提高胰岛素的敏感性及反应性，降低甘油三酯、低密度脂蛋白、游离脂肪酸水平等以利于维持糖代谢及脂肪代谢平衡，也有研究发现孕前或孕早期进行规律的活动有助于降低子痫前期发病风险。

除此以外，孕早期也是进入妊娠期后饮食变化较大的阶段，有的孕妈妈妊娠反应较大进食减少引起体重下降，有的孕妈妈妊娠反应小进食增加引起体重过度增加，进食及体重的变化均会引起营养代谢发生变化。而孕早期运动可以改善食欲、改善进食状况进而控制体重的变化，最终改善孕妈妈的营养代谢。

# 第二节　妊娠期日常饮品

## 9. 妊娠期补充水分，饮品怎么选

推荐饮品

（1）白开水。开水经过煮沸消毒，清洁卫生。

（2）矿泉水。矿泉水有许多微量元素，品牌可靠的矿泉水，其卫生状况也比较令人放心。

（3）天然苏打水。不含糖的天然苏打水，一般为弱碱性，可以让孕妈妈在返胃酸时得到缓解。

（4）柠檬水等。柠檬水，也许还可以拓展一下，加上玉米须水、红豆水、苦荞茶，这些不含茶碱、咖啡因、糖的自制饮品，各有各的风味，能迎合妊娠期特别的味觉，还不会增加代谢负担，有些具有一定的补钾、利水功效，也值得推荐。

不能喝的饮品

（1）生水。北方地区水质过硬，且未经煮开会存在致病微生物感染的风险，容易导致腹泻。

（2）可乐型饮料。这类型的饮料是用可乐果配制而成，而可乐果含有 2.6% 咖啡因和可乐宁等生物碱。1 瓶 340 mL 的可乐型饮料含咖啡因 50 ~ 80 mg。咖啡因能迅速通过胎盘而作用于胎儿，孕妈妈过量饮用可乐型饮料，胎儿就会直接受到咖啡因的不良影响。还会使婴儿出生后骨骼发育迟缓。

（3）浓茶。浓茶中含有较多的咖啡因和鞣酸。孕妈妈常喝浓茶，对胎儿骨骼的发育会有不良影响，另外鞣酸还会妨碍铁的吸收。

市场供应的饮料一般来说含糖分高，有的饮料还含有色素或添加剂，这些成分对健康无益，对胎儿更有害，不宜多饮。另外，孕妈妈（及产妇）不论喝什么饮料，均不宜过度冰镇，太冷的饮料对消化道有刺激，过急大量喝进去可使胃肠血管痉挛、缺血，胃液分泌减少，消化功能减退。以致胃痛、腹胀、消化不良等。现代医学证明，胎儿对冷刺激敏感，过多冷饮，胎儿会躁动不安。

## 10. 妊娠期奶制品怎么选择

孕妈妈喝奶获取两种最主要的营养物质，一个是钙，另一个是优质蛋白质。

孕妈妈每天坚持喝牛奶，孕早期 250 mL/d，中晚期 500 mL/d，可以提供自己和胎儿大部分的钙质。每天喝 250 mL 牛奶至少可以获得 250 mg 的钙，钙主要参与骨骼和软组织的构成。除了补钙以外，牛奶也是优质蛋白质的来源，含有丰富的氨基酸，可以增强人体的免疫能力，调节内分泌，改善体内微循环。它的消化利用率同蛋类一样，比米饭、面包等食物都要高，是孕妈妈补充蛋白质的首选。

如果你的体质指数 [ 体重（kg）/ 身高（m$^2$）] 在 18.6 ～ 23.9，正常体型怀孕，并在妊娠期的体重增加速度符合标准，那么喝普通牛奶就可以。

如果你是在超重或肥胖的情况下怀孕，请选择脱脂牛奶或脱脂无糖酸奶。

如果在妊娠期体重增加过多、过快，也请选择低脂或脱脂牛奶以及脱脂无糖酸奶。

如果你有乳糖不耐症，喝完奶会有腹胀、腹泻等情况，可以选择无乳糖牛奶。

如果特别不喜欢牛奶，可以选择吃奶酪，以补充优质蛋白和钙质。

如果在孕早期孕吐非常厉害，影响了正常进食，推荐低糖低脂匀浆膳（一种好消化的营养配方粉，冲调出来类似"一杯奶"）来满足妊娠期营养需求。恢复正常饮食后，推荐喝普通牛奶最佳。

## 11. 妊娠期是否有必要选择高钙牛奶 / 低脂牛奶

对于孕妈妈来说，牛奶是钙的良好食物来源。因此，很多孕妈妈为了达到良好的补钙效果，更倾向于选择高钙牛奶。通常说的高钙牛奶中钙含量至少要达到 120 mg/100 mL，但事实上，从营养角度讲，并不建议选择高钙牛奶，虽然它含钙总量高，但是多出的钙可能不是原生乳钙，只是添加了强化钙剂，因此可能会影响钙的吸收效果。

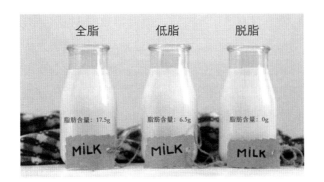

除非本身超重、体脂高或体重增长过快，一般在选择牛奶的时候倒并非优选低脂牛奶。全脂牛奶是牛奶的自然状态，也是它营养最完整的状态，和脱脂牛奶最主要的区别在于脂肪和热量的含量。首先，牛奶中的脂溶性维生素（维生素 A、维生素 D、维生素 E、维生素 K）都需要脂肪作为载体才可进入体内被很好的消化吸收，它们在妊娠期营养中起着十分重要的作用，脱脂牛奶脂溶性维生素的含量低；其次脱脂牛奶的口感较全脂牛奶寡淡，对于本身对口味比较敏感的孕妈妈来说可能不易接受。另一方面，仅仅是担心体重增长过度（尚未真正发生时）的孕妈妈，即便是全脂牛奶，按照每天喝 500 mL 来算，也并不属于高脂肪、高能量的食物，从牛奶中获得的热量并不会造成体重增长过快。因此，提到体重管理，别只拿牛奶开刀哦，可以先去调整其他更加有害无益的脂类食物摄入，比如油炸食物、甜点、奶茶等。

## 12. 豆奶比牛奶营养价值高吗

为了让大家更直观地了解豆奶和牛奶的营养成分差异，根据中国食物成分表（2019 版），笔者简单做了下面一个表格。

表 1-2　豆奶和牛奶的营养成分表

| 营养成分 | 每 100 g 牛奶含量 | 每 100 g 豆奶含量 |
| --- | --- | --- |
| 能量 /kcal | 54.0 | 30.0 |
| 蛋白质 /g | 3.0 | 2.4 |
| 脂肪 /g | 3.2 | 1.5 |
| 碳水化合物 /g | 3.4 | 1.8 |
| 钙 /mg | 104.0 | 23.0 |

每 100 g 的牛奶中含有 3 g 蛋白质，而同等重量的豆奶中仅含有 2.4 g 蛋白质。牛奶蛋白质的必需氨基酸是全部都能达到联合国粮食及农业组织和世界卫生组织提出的理想蛋白质必需氨基酸含量的，而豆奶蛋白质的"蛋氨酸 + 胱氨酸"则并未达到理想值，比起牛奶稍有逊色。从蛋白质角度来看，牛奶蛋白质的数量和质量都是优于豆奶的。

再看脂肪，每 100 g 牛奶所含的脂肪为 3.2 g，而豆奶的脂肪仅为 1.5 g。相比起牛奶，豆奶的不饱和脂肪酸更高、饱和脂肪酸更低，且不含胆固醇。从脂肪角度来看，豆奶更有利于健康。

牛奶中的碳水化合物主要为乳糖，乳糖可以为机体提供热能，促进钙吸收，还有调节肠道的作用，但并不是所有人都适合摄入乳糖的。豆奶的营养成分中并未包含乳糖，因此不会产生"乳糖不耐受"所导致的一系列消化道不适症状。从碳水化合物上来说，牛奶和豆奶各有千秋。

每 100 g 的牛奶中含有高达 104 mg 的钙，再加上其他食物，基本上能满足每天所需的钙。但同等重量的豆奶仅有 23 mg，如果不另外多吃一些高钙食物，很难满足机体所需。从钙的角度上来看，牛奶具有碾压性的优势。

> 🍽 **小结：什么样的孕妈妈适合选择豆奶**
> · 有乳糖不耐受的孕妈妈。
> · 对牛奶蛋白过敏的孕妈妈。
> · 有控制体重和血脂需求的孕妈妈。

## 13. 孕妈妈乳糖不耐受不可以喝牛奶怎么办

乳糖存在于几乎所有动物的奶中，包括母乳，且人乳的乳糖含量还要远高于牛奶。可见，我们天生是可以耐受乳糖的，因为它对我们来说是最主要的能源物质，但因成长后添加其他食物，饮奶渐少，小肠黏膜细胞上的乳糖酶的表达退化减少，才逐渐表现为对乳糖的消化能力下降。有人曾核算过国人的平均饮奶量大约仅为 35 g/d，说明有太多成年人是没有规律饮奶习惯的，普遍乳糖不耐受很正常。要知道，乳糖酶的表达不是无法改变的，而是可以逐渐"训练"的，坚持一段时间少量分次饮奶，会逐步得以回升。孕妈妈是非常需要饮奶的，根据《中国妇幼人群膳食指南》（2022 版）中对妊娠期妇女的膳食建议：孕中期开始，每天增加奶 200 mL，使奶的总摄入量达到 500 mL/d。

如果确定存在乳糖不耐受，孕妈妈可以暂时选择无乳糖 / 低乳糖牛奶（经乳糖酶预处理），酸奶 / 无糖酸奶（乳糖已被发酵菌利用）、奶酪等发酵奶制品也可以选择，还可以用不含乳糖的奶粉或配方奶粉（"孕妇奶粉"）来满足妊娠期对优质蛋白质和钙质的需求。

已经不难买到乳糖酶了，腹泻的小宝宝会需要此类产品来帮忙度过腹泻所致的乳糖不耐受时期，这个东西也能用于乳糖不耐受的成人。

有些"糖妈妈"，在选择去乳糖牛奶的时候会出现餐后血糖波动，这是因为，牛奶中的乳糖不是真的被去掉了，而是被采用酶法分解为了半乳糖和葡萄糖，导致去乳糖牛奶中含有一定量的葡萄糖，所以可能会对餐后血糖有所干扰。

## 14. 妊娠期怎么选酸奶

酸奶是以鲜牛乳为原料，添加适量的糖，经巴氏杀菌后加入乳酸菌种再发酵制成的奶制品。酸奶是个好东西，相比牛奶，不仅营养得到了全面保留，还有所优化和提升——第一，对于有乳糖不耐受的孕妈妈，直接喝牛奶会出现腹泻症状，为了提高奶制品的摄入，可以选择酸奶；第二，酸奶更容易消化，口感更好，饮用方式也多种多样，其中的钙、蛋白质一点儿没少，赢得了孕妈妈的青睐；第三，含有一定量有益菌——乳酸杆菌，可能比牛奶更具有调节肠道菌群的益处。但复杂的是，市面上酸奶种类繁多，从常温到低温储存，从原味到果味酸奶，孕妈妈到底该如何选择呢？

对于酸奶的品质，我们希望其配料越简单越好，酸奶配料表的第一位应该是生牛乳，而乳饮料的配料表第一位是水；其次要关注的是营养成分表中的蛋白质、碳水化合物和脂肪等能量营养素指标。

通过蛋白质的含量，我们也可以区分发酵乳和乳饮料，发酵乳的蛋白质含量通常在 2.9% 以上，而乳饮料的蛋白质通常在 1% 左右。蛋白质是妊娠期特别需要的东西，特别是进入孕中晚期，因此千万不能用低蛋白的乳酸饮料来替代酸奶。

碳水化合物可以衡量出酸奶中添加的糖量，对于孕妈妈，糖摄入过多可能引起妊娠期体重增长过快、影响血糖稳定，干扰胎儿发育，因此建议尽可能少地摄入添加糖，通常发酵乳中碳水化合物的含量在 12% 左右（其中大半来自添加的辅料），可能来自为了提升口感或卖相而添加的蜂蜜、果酱、果料，无论是添加糖还是含糖调料，只要是导致碳水化合物含量明显升高，就都会对妊娠期的能量平衡和血糖稳定带来干扰。如果存在此类问题，还是应该尽量选择无糖酸奶（碳水化物含量在5%左右）。

说到脂肪含量，差异和影响也不小，天然酸奶的脂肪含量与牛奶差不多（3%左右），因为发酵过程不大影响脂肪的含量，如果采用低脂牛奶可以生产出低脂酸奶（脂肪含量0～1.5%），如果为了增加酸奶的稠厚口感有些产品会额外添加高脂辅料，其成品的脂肪含量会高于牛奶。奶脂质对妊娠期来说不算优选，特别是血脂、体重管理存在问题时，还是该尽量选择低脂酸奶。

## 15. 孕妈妈喝牛奶好还是酸奶好

正确的答案是牛奶和酸奶都要喝。牛奶和酸奶都算是奶类食物，没有乳糖不耐受、也没有其他限制选择的状况下——既可以用牛奶、也可以喝酸奶的孕妈妈，我们给出的推荐还是兼收并蓄，而非一以代之。这是为什么呢？

因为牛奶含钙量丰富，每100 mL牛奶平均含钙100 mg，是天然食物中含钙最高的品种之一，且钙、磷比例合理，因此牛奶中的钙吸收率高，是人体获得钙的最佳来源。但对于体内缺乏乳糖酶的孕妈妈而言，喝牛乳后就会因乳糖不能被水解、吸收而出现腹泻、腹胀等问题。而酸奶可以完美地解决这一问题，它是采用优质纯鲜牛奶加入白糖均质，经超高温灭菌后接入乳酸菌发酵后制成的一种发酵型乳制品。牛奶中的碳水化合物以乳糖为主，制成酸奶后变为乳酸及其他有机酸，特别适合牛奶乳糖不耐受人群食用。酸奶中的蛋白质被分解为短肽和游离氨基酸，同时，其中的有机酸沉淀牛奶中的蛋白质，形成了有弹性的乳白色凝乳，这些变化使得酸奶中的蛋白质更易于人体消化和吸收。另外，牛奶发酵后，低级脂肪酸和游离脂肪酸增加，必需脂肪酸含量增多，而且脂肪的构造也发生了变化，更易于人体消化吸收。酸奶中的有机酸促进机体对钙、磷的吸收利用。在乳酸菌的作用下，可合成大量的B族维生素。此外，酸奶中的有益菌能抑制碱性细菌的生长和繁殖；促进胃肠蠕动及胃液和胰液的分泌，提高人体的消化功能。酸奶中的乳酸菌调整肠内菌群，抑制有害菌过量生成，维持肠道菌群平衡，改善便秘。用酸奶完全代替牛奶是不是就好呢？问题在于，一般酸奶的糖多呀。无糖酸奶呢，不加代糖调味的话，口味可是个挑战哦。

## 16. 早餐牛奶加燕麦会不会影响营养素吸收

有孕妈妈道听途说牛奶和粗粮不能一起吃，因为粗粮中含有的"肌醇磷酸"，会和钙形成不能吸收的沉淀。按这种说法，每天早上喝牛奶燕麦粥，或者喝牛奶泡早餐谷物，或者牛奶配全麦面包都不行了吗？其实这种搭配没有问题，不会引起缺钙的情况。

第一，"肌醇磷酸"就是植酸，植酸是植物体内储藏磷的方式，几乎所有没精制过的植物种子中都含有它。但现在食品工业中精磨过的白米和白面，都把含植酸、矿物质和维生素较多的外层部分去掉了，所以植酸含量很低。

第二，从营养吸收角度来说，植酸和各种矿物质元素形成复合物的牢固程度是铜＞锌＞锰＞铁＞钙＞镁，钙和镁的植酸盐比较易溶，目前并未发现钙和镁会因为植酸而引起严重缺乏的问题。研究中还发现，只要膳食中有足够多的有机酸、维生素 C、胡萝卜素、维生素 A 等因素，植酸和单宁、蛋白酶抑制剂等抗营养物质的影响就能消除大部分。

第三，燕麦中的钙含量约是精白大米的 7 倍，即便其钙吸收受到植酸的影响，人体所获得的钙仍然要比吃精白大米多得多。用牛奶配粗粮并没有那么可怕，更不会因此带来缺钙的麻烦。

## 17. 喝孕妇奶粉会长胖吗

孕妇奶粉是一种根据妊娠期营养需求调制的配方粉，设计思想是把在妊娠期额外增加的营养素强化到每天的奶粉用量中，来避免妊娠期需求增加所致的特定营养素缺乏——孕妇奶粉与普通奶粉相比，强化了 DHA、钙、铁、叶酸等营养素。有些配方的孕妇奶粉除了强化微量营养素，还会额外提高能量、蛋白质含量，对于能做到平衡膳食的孕妈妈或本就存在增重过快的孕妈妈，不建议过多进食，以免增加肥胖和妊娠糖尿病的风险。

当然，大约有 50% 的人在妊娠期饮食口味会发生巨大变化，有的孕妈妈会"孕反"，孕吐频繁，并出现食欲不振的情况，为了不影响孕妈妈的营养摄入，可以通过喝孕妇奶粉来改善营养状况，维持或合理增加体重。

如果能做到饮食平衡，真的没必要喝孕妇奶粉，补充普通牛奶即可。如妊娠期需要均衡饮食，可适当增加深海鱼、坚果，补充 DHA；用蔬菜（绿叶蔬菜）的安排来补充叶酸；每天 300～500 mL 的牛奶并适当增加虾、芝麻、海带等含钙、碘、锌等矿物质丰富的食物；每周安排 2～3 次动物肝脏，同时注意适量补充黑木耳、香菇、黄豆等食物来扩大食物营养素的摄入范围。当然，如果经常是无法满足以上饮食要则的，不妨选择孕妇奶粉来帮忙。

需要注意的是，准妈妈会更偏爱口味香甜的奶粉，但此种奶粉所含能量一般较高，可能会导致妊娠期体重增加过多过快而无法自然分娩。为避免这一情况的发生，准妈妈在选择奶粉时应尽量选择口味清淡、相对低脂和低血糖负荷的奶粉。

好在随着市场健康需求的变化，企业和产品倒也并未抱残守缺，市面上已经不乏秉持低血糖负荷设计理念的孕妇奶粉产品了，有些还会强化益生菌、益生元、乳铁蛋白等新的功效成分。

## 18. 孕妈妈可以喝汤吗

孕妈妈当然可以喝汤。

按汤料不同，汤可分为肉汤（排骨、鲫鱼、乌鸡等），蔬菜汤（蛋花紫菜、西红柿黄瓜蔬菜汤、各类菌汤），谷物熬制的米汤等，营养各有特点。

大家都觉得肉汤香气扑鼻一定营养且补益，这可能是想多了。肉汤的主要成分有水以及从肉类汤料中溶解出来的一些物质，比如氨基酸、肽类、水溶性维生素（熬煮时间长的话则所剩寥寥）、肌浆蛋白、嘌呤、乳化的脂肪微滴等，许多是呈鲜味物质，所以风味鲜美，能起到补水、开胃、提振食欲的作用。然而说到营养，则很一般，因为肉汤、鸡汤中的蛋白质含量仅为 1%～2%，如果同时能吃掉汤里的肉，才不会浪费食材中的蛋白质，然而经过长时间熬煮后，汤底的口感和味道变差，常常被弃。这样一来，显然单纯喝肉汤，营养获益并不高。相反会在不经意间摄入太多动物来源的脂肪。

很多孕妈妈相信"骨汤补钙"，认为多喝骨汤有助于让肚子里的宝宝长高，然而这种看法并不科学。骨头汤里的含钙量少之又少，即使将骨头在放了醋的高压锅中加热 2 小时，每 100 mL 骨头汤中的含钙量仅约为 3.84 mg，这相当于同等重量牛奶的 1/50。而且，骨汤中的脂肪和嘌呤含量不少，孕妈妈总是频繁饮用，反而会让妊娠期增加更多的体重。由此看来，想补钙牛奶才是更好的选择。

100 g 的牛奶就可以提供 100 mg 左右的钙，每天喝 500 mL 牛奶，很轻松地就能摄入约 500 mg 的钙。

蔬菜汤、菌汤也是餐桌上常见的汤品，用这种白灼或烫煮的方式来烹饪蔬菜、菌菇是值得提倡的，一是加热时间不必太久，营养保留充分；二是不必添加太多烹调油，降低了一餐的能量负荷，有利于妊娠期的体重管理达标。

用粮谷类食材熬煮的汤呢？妊娠期可以喝吗？比如小米汤（粥）、绿豆汤等。笔者的建议是，进入孕中后期所有孕妈妈都存在着或多或少的胰岛素抵抗状态，当糖的调节能力和能量负荷不堪重负时，最好少用为妙，不如选择杂粮蒸饭来获得各类粮谷豆类的营养。当然，妊娠期发生进食不足、脱水或食欲异常时，各类米汤并非绝对禁忌，可以根据需要来安排。比如腹泻恢复期，可能就需要加盐米汤（医院膳食中归为清流质饮食）来安全且有效地补充水和钠。

## 19. 孕妈妈可以喝茶吗

喝茶的内涵太丰富了，很值得说道一下。

先来说说不是茶的菊花茶吧，以菊花为原料制成的花草茶，要经过采摘、荫干、生晒、蒸晒、烘焙等多道工序制作而成，不管是杭白菊、胎菊、还是金丝皇菊，中医一般认为菊花性甘微苦，有散风清热、清肝明目作用，妊娠期适量饮用是安全的。

类似这种不是茶的"茶"，还有玫瑰花苞、苦丁叶、苦荞、陈皮、乌梅、生姜、大枣等，按照中医体质辨识的理论，应用于有特定情形的孕妈妈，不仅是安全的，还有调理效果，比如，乌梅配生姜，可以缓解孕吐，生姜配大枣可以健胃祛湿，苦丁和苦荞可以除燥，陈皮就更是广泛适用、功效多多。

那真正的茶叶呢？妊娠期也是可以限量饮用的。之所以要加以限制，是有这么几个问题。茶中的茶碱/咖啡因、鞣酸成分会干扰肠道矿物质吸收，加剧妊娠期缺乏风险，同时引起神经兴奋作用会加重妊娠期焦虑，还会导致宫内的胎儿兴奋不安、影响发育。

无论哪个孕程阶段，都该远离浓茶——功夫茶。每天冲泡的茶叶用量不宜超过 4 g。特别是在怀孕初期，尽量不喝茶。4 个月开始可以选择性地喝些淡茶，因为孕妈妈代谢功能较旺盛，体质偏热的较多，绿茶未经发酵，含有丰富的多酚类物质，具有良好的抗炎和抗氧化功效。进入孕晚期，适度饮用淡茶，对加强心肾功能、促进血液循环、帮助消化、预防妊娠水肿或有辅助功效。特别提醒：因为淡茶中也含有鞣酸，会阻碍铁的吸收，所以在一天之中，孕妈妈最好选在午饭后1小时和晚饭前1小时这两个时段喝茶。尽量不要在晚饭后喝茶，因为可能会影响到孕妈妈的睡眠。

### 20. 妊娠期可以喝果汁饮料吗

妊娠期不建议喝饮料。那么果汁呢？特别是鲜榨的水果汁，多有营养啊！

的确，鲜榨果汁不能算是妊娠期的禁忌，比甜饮料似乎要健康得多。然而，鲜榨果汁也非优选之物，理由有以下几个：

（1）你能轻松一口气喝掉6个橙子榨的橙汁，但吃不了6个橙子，因此用喝果汁的方式替代吃水果，往往会过度摄入水果——主要是水果中的糖分，这对妊娠期体重和血糖的控制不利。

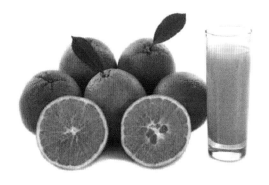

（2）吃水果的目的在于全面获取水果蕴含的营养，榨取果汁时或许可以保留糖和大部分水溶性营养素（包括维生素C），不过弃掉果渣至少浪费了水果的膳食纤维，十分可惜。

（3）饮用果汁，不能发挥咀嚼水果对口腔的清洁作用，相反高糖高渗的果汁会加剧口腔卫生问题。

（4）鲜榨果汁的操作过程对卫生的要求很高，一旦有所疏漏有增加微生物和污染物侵入的风险。另外，鲜榨果汁如非即刻饮用，势必要冷藏，而妊娠期胃肠道比较敏感，喝完冰镇榨汁很可能会造成腹胀、腹泻、腹痛，非但不再营养，简直危险。

《中国妇幼人群膳食指南》（2016 版）中建议妊娠期多喝白开水，每天的进水量建议 1 500 ～ 1 700 mL。而果汁，这个来自水果家族的副产品，是无法撼动白开水的"正宫"地位的。

## 21. 妊娠期可以喝无糖碳酸饮料吗

我们在超市看到的大多数碳酸饮料含糖量都很高，在 8% ～ 11%，一瓶 330 mL 的听装可乐含糖量都在 35 g 左右，已然超过了《中国居民膳食指南》推荐的糖摄入量，大量摄入糖类对于孕妈妈来说可引起体重增长过快、对血糖稳定有负面影响。然而特别是夏天，碳酸饮料（就是人们俗称的"汽水"）常常让我们欲罢不能，汽水中的二氧化碳会蒸发带走人体热量，较其他饮品更能起到解渴、降温的作用。

现下，很多商家推出了无糖的碳酸饮料，这，孕妈妈总可以喝了吧?

其实无糖饮料也是有味道的，只是将糖换成了甜味剂，如阿斯巴甜、赤藓糖醇、糖精钠等，虽然以饮料中的剂量对人体没有明显危害，但是有研究表明甜味剂会影响肠道菌群的状况。另外很多碳酸饮料中含有很高的磷酸，摄入过多会影响我们体内矿物质（如钙、铁等）的吸收，可能引起骨质疏松、贫血等病症。即使是无糖的碳酸饮料，其酸性仍然很强，会对牙齿有腐蚀作用，可能引起龋齿。所以，无糖碳酸饮料虽较传统碳酸饮料略有改良，但仍算不上是最健康、环保的饮品。

## 22. 妊娠期可以喝咖啡吗

咖啡是将咖啡豆经过烘焙、研磨、冲泡等工艺制成的饮料，已有悠久的饮用历史，是世界上流行范围最为广泛的饮料之一。

咖啡含有咖啡因，茶、巧克力、能量饮料和软饮料中也含有咖啡因，过量摄入咖啡因会干扰孕妈妈睡眠并导致恶心和头晕，与流产、死产、低出生体重和 / 或宫内生长迟缓、儿童急性白血病、儿童超重和

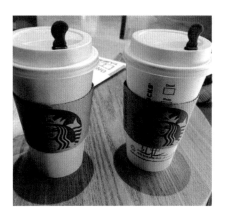

肥胖均有关，还会增加排尿并导致脱水。在中国疾病预防控制中心营养与健康所、中华预防医学会健康传播分会、中华预防医学会食品卫生分会、中国食品科学技术学会食品营养与健康分会、科信食品与营养信息交流中心五家机构发布的《咖啡与健康的相关科学共识》中建议：如果饮用，每天不超过 2 杯（一杯是指 12 盎司，即星巴克中杯 350 mL）。英国国民保健系统、美国妇产科学会、美国膳食指南和欧洲食品安全局（EFSA）也称：200 mg 咖啡因（相当于2 杯咖啡），不会对孩子造成严重伤害。这么说来，限量饮用咖啡，对孕妈妈来说还是安全的。

不过，还是要啰嗦一句，如果饮用的是普通拿铁、摩卡或三合一的速溶咖啡包，带来的健康问题不仅限于咖啡因的多寡，还有其中糖、植脂末等辅料的影响。它们对妊娠期糖脂代谢的干扰，对胎盘功能及胎儿发育的影响，或许更成问题。

爱喝不加糖的美式，或仅加牛奶的拿铁，也就罢了，限制在每天 1 ~ 2 杯，如果是叶公好龙，贪恋的是咖啡的焦糖香味和甜丝丝的口感，那最好不喝。

## 23. 孕妈妈可以喝红酒吗

孕妈妈不可以喝红酒及其他任何酒类。

据传，红酒有美颜功效，主要是因为其中含有的白藜芦醇、花青素、单宁等抗氧化剂，从红酒中提取红酒多酚配合其他化学成分制成美白精华确实有一定美白能力，不过通过饮用红酒获取来的这些物质，含量着实太低了，根本发挥不了功效。

更重要的是，红酒归根到底还是酒，会造成胎儿酒精综合征，这可是导致儿童智力残疾的罪魁祸首之一。世界权威医学杂志《柳叶刀》曾发布重锤结论：少量饮酒的健康收益微不足道，跟所有危害风险比起来，可以说是不值一提。喝酒不能带来任何健康收益。美国孕产协会（American Pregancy Association）认为，关于孕妈妈饮酒，目前并没有明确的安全限量；饮酒量越大，婴儿和孕妈妈面临的安全风险也越高；酗酒的危害最大 [指每次喝酒超过 5 份（14 g 纯酒精/ 份），或者每周饮酒次数超过 7 次]。在中国，《中国居民膳食指南》(2016 版)关于孕早期、中期、晚期及哺乳妇女的健康指南中明确提出戒酒、远离酒精。

所以，妊娠期不可以喝红酒。

# 第三节　妊娠期日常食物

## 24. 妊娠期正常吃饭营养够吗

妊娠期营养门诊是个专门与准妈妈讨论吃喝话题的平台，吃饭这事在妊娠期得到了空前重视，大多孕妈妈都担心如孕前的一般吃饭胎儿营养不够，怕宝宝长不好，总想着该"一人吃两人份"才好。其实，妊娠期不同阶段，对营养的需求也不同，要根据实际情况调节饮食才能不断满足胎儿发育和母体的健康需求。

怀孕早期的饮食应与非妊娠期基本一致，注意食物种类多样化和营养均衡即可。对于孕吐反应强烈的孕妈妈，应注意适量碳水化合物和充足果蔬的补充，保证叶酸和铁元素的足量摄入，避免酮症的发生。孕早期体重增加 0 ～ 2 kg 为宜。

进入孕中期后，孕妈妈的基础代谢增加，宝宝的生长发育加速。在孕前平衡膳食的基础上每天增加 15 g 蛋白质、200 mg 钙和 300 kcal 的能量摄入，可以选择在加餐的时候补充 200 ～ 300 mL 牛奶或 10 g 坚果，在日常膳食中适量增加鱼、禽、蛋或瘦肉（约 50 g）。孕中期体重增加 4 ～ 5 kg 为宜。

孕晚期妊娠 24 周后，胎儿体重增加进入快速增长期，此时的体重增长多表现为胎儿的体重增加。为保障胎儿良好的生长，孕妈妈膳食中适量增加鱼、禽、蛋、瘦肉等优质蛋白质，约 75 g。注意此时应增加鱼虾的摄入，补充不饱和脂肪酸，有助于胎儿脑部和视网膜的发育，建议每周至少安排 2 ～ 3 次。孕晚期体重增加 7 ～ 8 kg 为宜。正常吃饭注意搭配均衡，就可以满足整个妊娠期孕妈妈和宝宝的身体健康和生长发育。

## 25. 妊娠期每天应该吃多少主食

孕早期每天应摄入不少于 150 g 干重的粮谷豆类，补充至少 130 g 碳水化合物，才能满足基本的能量代谢所需，孕中晚期还要进一步提高，每天需要的总能量中碳水化合物提供的要占到一半左右。而且，妊娠期需要把全天的碳水化合物合理分配在三正餐和两加餐（下午、睡前）中，让富含碳水化合物的食物稳定、持续不断地提供能量。

所谓低碳，就是说不主要依靠碳水化合物供能，而是靠蛋白质或脂肪，蛋白质和脂肪固然可以在体内通过糖异生途径转化生成葡萄糖，也可以直接生成酮体，供细胞线粒体利用，但这个路径要"不经济"得多，会消耗更多的辅酶，还加重整个消化道、肝脏、肾脏的代谢负担。特别是在妊娠期，胎儿无法像利用随脐带血转运而来的葡萄糖那样子直接利用酮体作为能源，如果胎儿过多消耗母体本就难以为继的葡萄糖，则必然加剧母体的蛋白质和脂肪分解，加剧母体低血糖发生风险。也许，非妊娠期还可以靠"高蛋白 + 低碳"拼搏一下，为了控制体重和体脂率，承受得起短期的损耗和牺牲，但在妊娠期，还是不要这么做，适时、按量，合理吃对主食，非常重要。

## 26. 妊娠期如何选择粗粮

吃粗粮，目的在于获取膳食纤维、植物固醇、B 族维生素、矿物质等，这些营养素原本在饮食结构中就主要应来源于粗杂粮，且会因为对粮谷的精细加工而多有损失。一般来说，粗粮较经过精细加工的制品，进餐后的血糖反应会更为平缓，所以孕妈妈被诊断为妊娠糖尿病或血脂异常后，医生的第一条营养治疗医嘱就是增加杂粮、少吃精制谷物。

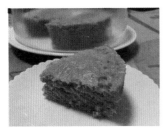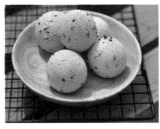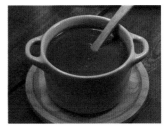

不过话说起来，粗粮的概念也太过宽泛了，糯米麻薯、玉米发糕、红薯粉条、南瓜丝糕，还有部分添加了荞麦粉或全麦粉做的面食，说实话，控制餐后血糖升高的作用很一般。如果是把各种杂粮、豆类烘焙后磨成粉，打成糊糊，再进食，与喝糖水、白米粥对血糖的影响并没啥区别。类似的，还有拌了猪油红豆沙馅的青团、绿豆糕、杂粮萨其马，粗粮油炸方便面，等等，五花八门、浓妆艳抹之后的粗粮主食，都是些高血糖负荷、高油、高能量密度的食物，已背离妊娠期营养原则甚远，就算是偶尔选择，且说它好吃解馋，千万别说是为了营养。

## 27. 妊娠期如何选择兼顾血糖和营养的杂粮饭

孕妈妈太难了，特别是诊断为妊娠糖尿病的，就更难了。不让吃馒头面条，不让喝粥，不让用淀粉勾芡，甚至不让吃炒土豆丝。

坐妊娠期营养门诊常常被"糖妈妈"悲愤诘问得最多的一句话就是：那我还能吃什么？

医生都会回她：杂粮饭——30% ～ 50% 用杂粮替代了白米的杂粮饭，杂粮饭的配料可以包括藜麦、苦荞、红豆、绿豆、青稞、高粱米、荞麦，当然更少不了的是燕麦米，这些杂粮的配比可以根据自身的消化能力、体质和口味习惯做出调整。

预包装杂粮米一直就有，多是方便大家买来做八宝粥、八宝饭的，此类配方肯定不适合用于妊娠期血糖管理，因为其中会含有一定比例的糯米，甚至有些还会掺上些大枣、果干。

有些新配方的杂粮米，或许是可用的，但在选择之前需仔细查看配料表，如果里面配了玉米渣、糯米、红薯干等成分，则未必适用于妊娠期血糖管理。

孕妈妈的难，有时真的不能怨医生——让吃杂粮饭是医生给出的首诊医嘱，复诊时一看孕妈妈提供的饮食记录图片——半碗暗黑的杂粮饭赫然呈现，一看就十分粗硬难以下咽，难怪每餐只吃那么一点。如何管理体重，如何确保胎儿发育的速度呢？过高的杂粮比例是不妥的，再加上未经充分熟制的话，消

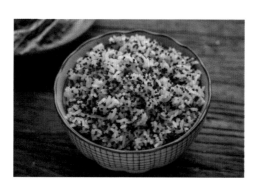

化吸收更不充分，一是加剧妊娠期本就不堪重负的消化困难，且会因含有太多植酸成分，威胁到混合食物中锌、钙、铁等矿物质吸收。

杂粮饭的配制有要求，比例适当，品种合理，加适量水用电压力锅加压蒸熟，每次定量进食，才能兼顾血糖和营养的双重需求。

### 28. 妊娠期吃薯类作为部分主食可以吗

有孕妈妈会问："我吃红薯、芋头、山药可以当主食吗?"

如果不是"糖妈妈"，当然可以，因为它们含足够的淀粉。但它们的蛋白质含量不高，作为主食时需要配合些动物性食品，才能达到营养均衡。

薯类可以替代一部分粮食——膳食宝塔最底一层是谷薯类食物，这里的薯类指的是土豆、甘薯（红薯、地瓜）类。薯类的淀粉含量多在16% ~ 24%（别忘记它的含水量很高），干燥之后淀粉含量足以和米面相媲美，因此也可以替代一部分粮食。土豆含淀粉，也含有丰富的维生素C和钾。当菜吃，它比其他的菜热量高，又善于吸油，故更容易增"肥"；蒸熟不加油盐、糖，当主食吃，它比大米、白面的淀粉少，且饱腹感很强，故有利于控制体重。如果你已经吃了土豆烧牛肉，就少吃半碗米饭吧。炸薯条、炸薯片都不要当零食吃，会让孕妈妈体重增加过多过快。

按同样淀粉量来比较，薯类（土豆、山药、芋头、甘薯）升高餐后血糖的速度远不及白面包、白馒头、白米饭，而且吃薯类比吃米面更容易饱。如果吃了，要记得减少米饭、馒头等主食的量，否则一天当中摄入淀粉的总量就会过多。建议三餐中的一餐可以用它们替代粮食当主食吃，吃到同样多的淀粉时，会带来更充分的饱腹感。

### 29. 妊娠期必须每天加餐吗

妊娠期的体重控制，对胎儿的生长发育、产妇的产后泌乳及体重恢复都有着重要影响，适宜的增重可以促进良好的妊娠结果。但由于妊娠期对于微量营养素（矿物质、维生素等）需要的增加大于对能量需要的增加，如果不注意饮食，很容易出现能量摄入过量、体重增长过多的问题。因此，妊娠期需要吃2 ~ 3次加餐，一方面可以借加餐的机会弥补正餐食物品种的不足，另一方面可以避免正餐间隔过长、饥饿过度，下一次正餐食欲过于亢奋而吃得过多，增加妊娠糖尿病的风险。

加餐应该什么时候吃呢？上班族孕妈妈的加餐时间可以定在早上 9 ~ 10 时，下午 3 ~ 4 时和睡前。

由于夜间空腹时间较长，孕妈妈易发生夜间低血糖，睡前加餐可以有效预防夜间低血糖的发生。一般情况下，在临睡前 30 ~ 60 分钟要少量加餐，以防夜间发生低血糖。夜间低血糖会刺激体内升糖激素水平升高，易发生清晨及早餐后显著高血糖，这时胰岛素的需要量大，使原本功能不佳的胰腺负担更重，血糖也就更不容易控制。因此，建议一般孕妈妈和"糖妈妈"（妊娠糖尿病患者）都要定时夜间加餐，而不要等到快饥饿时再加餐。

加餐吃什么呢？水果、坚果、酸奶（无糖酸奶）、牛奶及奶制品、燕麦片、全麦面包、酱牛肉等。

水果的好处不必多说，维生素、矿物质、膳食纤维等对孕妈妈自然有益。进食水果全天 200 ~ 300 g 为宜，种类多样化。坚果种类很多，如巴旦木、核桃、小胡桃等，不仅味美，而且富含膳食纤维营养价值高，对孕妈妈排便，胎儿的神经和骨骼发育大有好处，每天进食 20 ~ 40 g 为宜。此外，如果正餐的主食量不足，可以把粗粮作为加餐食用，对增加营养、缓解便秘也大有好处。选择 25 g 燕麦面包、杂粮包，不选点心和蛋糕等甜品。对正餐进食肉类不足的孕妈妈，建议加餐加 15 g 酱牛肉或者一个鸡蛋，以满足优质蛋白质的需求。

## 30. 吃饭的时候为何讲究按蔬菜－肉类－主食这个顺序来呢

一份混合食物摆在面前，先吃蔬菜，然后吃富含蛋白质的肉类，最后吃高血糖反应的碳水化合物类食物，对餐后血糖的控制效果是最好的。要知道妊娠期是个胰岛素抵抗逐渐加剧的生理过程，很容易发生妊娠期高血糖——胰岛素失代偿。讲究一下进食顺序还是很有必要的。

进食顺序，可以影响代谢调节。先来看胰岛素的变化，先吃米饭这一组的波动最大，按"蔬菜－肉类－主食"这个顺序吃的那组波动最小，峰值最低。很多研究证实，先吃蔬菜对提高胰岛素的敏感性起到了极好的作用。血糖峰值不变甚至降低了，而胰岛素水平也降低了，那就说明胰岛素的敏感性提高了。

再看胃肠激素—胰高血糖素样肽 -1（GLP-1）的变化，GLP-1 能延缓胃排空和肠道运动，抑制胃酸分泌，降低食欲，帮助提升饱腹感，有利于控制妊娠期体重合理增长。它既能促进胰岛素的分泌，又能抑制胰高血糖素的分泌，非常有利于维持血糖水平的稳定。刚吃饭的时候，GLP-1 都会迅猛上升，各种吃法都差不多。不过比较有趣的是，蔬菜 - 肉类 - 主食的顺序会让 GLP-1 稳定地保持在高水平，说明这种进食顺序可以延缓消化速度，让营养素释放得缓慢而平稳，直到小肠末端都有食物被吸收。

从血糖波动的幅度来说，明显也是"蔬菜 - 肉类 - 主食"这个顺序的吃法使血糖峰值最低，波动最小。血糖波动小才最有利于控制体重，也最有利于预防多种慢性疾病，孕妈妈控制体重可以按这样的顺序吃起来。

## 31. 妊娠期可以用水果代替主食吗

水果是合理膳食构成中必不可少的一大类，在营养成分上与蔬菜或主食各有重叠、互补，是有利于健康的食物。

不爱吃水果的人的确不多。孕妈妈在孕早期因为孕吐严重，往往只想吃水果，其他都吃不了。水果含有大约 10% 的糖分，确实如主食一样能带来一些能量的补充，不至于发生低血糖，然而水果不比主食还含有一定的蛋白质（占每天蛋白质供应量的 1/3 ~ 1/2），如果不吃主食完全用水果来替代，母体和胎儿在孕早期所需要的蛋白质供应就会不足；如果吃很多水果而不减少主食，则过多的糖会转化为脂肪，或导致血糖超标，会影响母体妊娠期安全和孩子的正常生长发育。

过了孕早期妊娠反应阶段，仍要合理摄入水果，既满足孕妈妈们的饮食爱好，又保证孩子的健康。但有些孕妈妈希望水果能让宝宝皮肤白，每天吃半个西瓜或者按盆吃水果，这就不利于健康了。水果的不可替代之处在于其含有丰富的维生素、具有抗氧化功效的植物化学物，而非糖分。多数酸甜口味的水果，其血糖生成指数虽不及白米白面高，但这是额外的糖分（所谓额外，是指不必要的），且水果所含的糖，与主食所含的复合碳水化合物相比，吸收代谢的路径都不同，更不利于妊娠期代谢的稳定。因此，不该用水果来与主食相交换，两者并非同类。妊娠期吃水果数量要控制，品种也要有选择。

## 32. 妊娠期怎么选择水果

根据《中国妇幼人群膳食指南》（2016 版）中对妊娠期妇女的膳食建议：妊娠期进食水果 200 ~ 400 g/d。

血糖指数（glycemic index，GI）表示食物使血糖上升的能力。GI 值越高表示等量碳水化合物的条件下，升血糖的能力越强。水果也有血糖指数之说，因为它们也是一类富含碳水化合物的食物。而妊娠期选择水果第一无法回避的就是其所含糖分对机体的影响了。按照 GI 值高低控制水果的选择是一个妊娠期人群适用的方法。

常见水果的 GI 值数据，一般在 22 ~ 76，普遍低于常见粮谷类主食，之所以水果的 GI 值没有那么高，一是因为水果富含果胶，也富含降低消化酶活性的多酚类物质，有利于延缓消化速度；另一个原因是水果中所含的果糖并不会像葡萄糖那样容易引起餐后血糖发生剧烈变化。

表 1-3　常见水果 GI 值（以葡萄糖为 100 计）

| | | | | | |
|---|---|---|---|---|---|
| 樱桃 22 | 苹果 36 | 梨 38 | 草莓 40 | 桃 42 | 橙子 43 |
| 猕猴桃 52 | 香蕉 53 | 葡萄 56 | 木瓜 59 | 菠萝 66 | 西瓜 76 |

注：以上数据是该水果的平均 GI 值，不同品种、产地、成熟度等都会影响其 GI 值。

除了考虑糖分的影响，在选择水果时还要考虑它的关键营养素的水平。水果中关键营养素主要有膳食纤维、维生素和植物化学物。我们平常可以用彻底嚼碎某种食物的难易程度来粗略地衡量其膳食纤维的含量，用颜色深浅来推测其植物化学物质的含量。在妊娠期推荐选择深色的、酸甜口的水果，如橘子、橙子、草莓、樱桃、葡萄、芭乐、枇杷、莲雾、桃子、红杏、木瓜等；过熟的、过甜的、颜色浅淡的果肉往往含糖第一名而营养密度并不高，如熟香蕉、面苹果等。

## 33. 孕妈妈可以空腹吃水果吗

孕妈妈可以空腹吃水果，但最好不这么做。空腹时仅吃水果，真需要一个强健的胃，生吃的水果凉冰冰，且不说它营养是否真能满足身体所需，光是消化、处理掉它，已经很是挑战。长此以往肯定不利于维护胃肠健康。

水果中含有少量碳水化合物，丰富维生素 C、果胶、钾、镁和多种抗氧化物质，是我们日常饮食中必不可少的食物之一。但由于水果中几乎不含蛋白质和脂肪，微量营养素中的铁、锌、维生素 $B_1$ 等元素也含量很少，只吃水果并不能满足母体健康和胎儿生长发育的营养的需求。

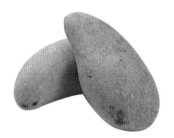 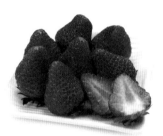

孕妈妈进食水果可作为加餐，最佳时间为上午 9：30 ～ 10：00，下午 3：30 ～ 4：00。

在孕期营养门诊经常会看到孕妈妈在孕早期有这样的情况，因为孕早期的妊娠反应重，仅吃水果，而鱼肉禽蛋奶类富含优质蛋白质的食物和主食吃的极少或完全不吃。要知道，妊娠反应所致的消化道不适，从中医角度看多是脾胃虚弱或肝胃不和，此种情形更该谨慎调理，鼓励孕妈妈在妊娠反应重的时候，可以吃烤馒头片或喝鲜榨姜汁，易于运化的谷物或有暖胃止呕功效的食疗之物，而非以恶制恶地去食用生冷的水果，否则只会延长或加剧症状，难以得到缓解。

(i) 特别提醒：

· 不要把水果当"饭"吃。水果首选应季的，低血糖指数（GI）值的。

· 每样都吃点，每天总量不超过 400 g。

· 进食时间选在加餐时段，不要随正餐进食。

## 34. 不喜欢吃蔬菜，可以吃水果替代吗

用水果来替代蔬菜，是错误的。

蔬菜（尤其是深色蔬菜）种类远比水果种类丰富。蔬菜含有的维生素、矿物质、膳食纤维等较水果含量高，在软化粪便、通便、降低血中总胆固醇和 / 或低密胆固醇的水平，降低血糖和 / 或胰岛素水平都有着很好的作用，不能用水果来代替。

再有妊娠期每天蔬菜（绿叶蔬菜 + 菌类蔬菜 + 淀粉类蔬菜）推荐进食量为500 g，水果为300 g 左右。水果中含有大量的果糖或双糖，很容易被机体吸收利用，导致体重增加过多，吃蔬菜不会。而妊娠期由于胎盘分泌的激素对抗胰岛素的作用，大量水果的摄入，增加了胰岛负担，可致胰岛素的分泌不足，增加了妊娠糖尿病发生的风险；血糖又容易被迅速输入给胎儿，增加了巨大胎儿发生的风险。

患有妊娠糖尿病的孕妈妈，在监测血糖中，血糖控制不理想的情况下，建议加餐用西红柿、黄瓜来替代水果。

500 g 水果 =2×250 g 蔬菜 +50 g 糖

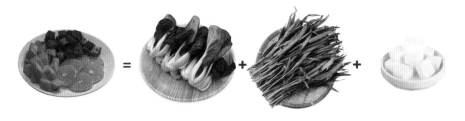

妊娠糖尿病的孕妈妈，如果血糖控制在标准范围内，空腹血糖＜ 5.3，2小时血糖＜ 6.7，每天可在加餐时摄入 200 g 以内的低 GI（低升糖指数）水果，如橘子、柚子、苹果、蓝莓等。

## 35. 妊娠期不能吃荔枝吗

进入夏季，大量荔枝上市，清甜解渴又素负盛名，妊娠期不让吃吗？

早前在民间有"一颗荔枝三把火"的说法，吃了荔枝之后就会长痘，或者有口干舌燥、口舌生疮等症状。荔枝的糖分高，高糖容易助长口腔细菌的滋生，同时，高糖分也可以导致口腔内环境的高渗状态，使人感到口干舌燥。

还是因为高糖，荔枝中葡萄糖和果糖含量都不低，空腹吃下大量荔枝之后都具有强劲激发胰岛素分泌的作用，而进食荔枝又不能持续提供葡萄糖来稳定血糖（果糖是不算数的），另外，荔枝里面还含有一种抑制体内糖异生（预防低血糖的一种保护机制）的次氨基酸成分故大量进食荔枝有可能引起严重的低血糖反应，出现头晕、心慌、乏力、晕厥、面色苍白等症状，严重者甚至出现脉搏细数、血压下降甚至死亡，这就是我们说的"荔枝病"。

妊娠期糖代谢是超负荷的，每一位孕妈妈都面临逐步加剧的胰岛素抵抗，荔枝这种"糖分炸弹"，虽非绝对禁忌食物，但确实应该谨慎进食。从摄入量来说，建议一天不要吃多于 10 枚荔枝，一次 2～3 枚即止。从摄入时间来说，不建议睡前大量吃荔枝，睡眠中若出现低血糖，会引起更严重的后果。另外要注意，荔枝不要空腹吃，也不能以荔枝来替代主食配餐。最后提示再一下，要注意趁新鲜和择成熟果实食用，未成熟的荔枝毒素更高，更容易引发"荔枝病"。

## 36. 孕妈妈吃韭菜好吗

韭菜挺好，是一种常见的绿叶蔬菜，主要营养成分有维生素 C、维生素 $B_1$、维生素 $B_2$、烟酸、胡萝卜素及多种矿物质。韭菜还含有丰富的纤维素，每 100 g 韭菜就含 1.5 g 纤维素，比大葱和芹菜都高，可以促进肠道蠕动、减少对胆固醇的吸收，预防妊娠期便秘、降低妊娠期发生血脂异常的风险。我们鼓励孕妈妈的蔬菜种类多样化，因为这样做的第一个好处是使营养更均衡，第二个好处是可以给宝宝提供更好的胎宫环境，以备出生后减少对环境和食物过敏的概率。

不过，喜欢吃韭菜馅盒子、韭菜煎包、煎饺的孕妈妈得听笔者一句，这些面食在制作过程中往往会添加肥瘦肉馅和太多油，再加上或烙或煎的高温烹饪处理，让人欲罢不能。但营养却有失均衡合理，实在不太符合妊娠期的营养原则，容易造成妊娠期体重增加过快或过多，对于"糖妈妈"来说则是每一次进食都会带来一波餐后血糖的失控。

另有传闻，在种植韭菜的过程中，会使用过量杀虫剂、杀菌剂再加上除草剂和植物生长调节剂等药品，韭菜算是一种高农残蔬菜。对此笔者想说的是，农业科技发展何其迅猛，农民在种植韭菜时会选用更高效、低毒、低残留的新型杀虫剂，在大型商超的供应链上也会有对农残的检验核查，在主流渠道购买的韭菜，是能够保证品质和安全的。再说，谁家吃韭菜还不得好好清洗、适度浸泡呢，这些过程都有助于除去大部分农药。

从中医角度看，韭菜算是一种荤腥之物，性温，具有散淤活血，行气导滞，润肠通便的作用，有实热之证的人不适合吃它。至于妊娠期当选不当选，还要看个人的体质和消化道的耐受能力。

### 37. 妊娠期吃泡面可以吗

吃方便面，听起来这日子过得不是那么有质量啊！孕妈妈对着一碗泡面，或许会委屈巴巴的吧。

而今从城市到乡村，生活节奏都这么快，谁也不敢说顿顿都能四平八稳地落实均衡膳食原则，就算是皇太后也有事急从权的时候吧。

家家必备方便面的一个理由是它胜在风味，面饼一般是经棕榈油炸至半熟，味道虽然很香，但也导致面饼含油脂通常在 16% ~ 20%，基本就是一块"油饼"。且经油炸后，成品方便面中的维生素和矿物质含量远低于面粉中的含量。方便面中的料包也是家庭不太容易复制的，颇为诱惑，其中第一大成分就是脂肪，如果是酱包，油脂含量超过 50%，而且通常是室温下结块的状态，表明其中含有很高比例的饱和脂肪。如果是油包，则通常是 95% 以上的脂肪。虽然会有菜料包，但普遍缺少新鲜蔬菜所具有的营养成分——维生素 C、维生素 B、胡萝卜素、膳食纤维和必需的微量营养素。如此说来，简单一泡就可以吃的方便面确实很难满足妊娠期对蛋白质、维生素、铁等各种营养素的需求。

孕妈妈肯定不能经常只吃方便面呀，缺乏上述营养成分，势必会影响自身和胎儿的健康。但是，如果对方便面善加利用，与粗粮、薯类、新鲜蔬果、冷切的精瘦酱肉、卤肝或煮蛋搭配，少加酱料控一控钠，淋些橄榄油调整脂肪酸的构成，是不是也可以拉高方便面的营养配置呢，就不失为一种适者生存的策略了。

### 38. 妊娠期想吃螺蛳粉可以吗

一碗正宗的螺蛳粉，那股浓郁的味道，来自看起来毫无杀伤力的素菜"酸笋"。鲜笋在经过腌制发酵后，其半胱氨酸和色氨酸会分别代谢成"硫化氢"和"粪臭素"，硫化氢是一种存在于屁中的气味物质，而粪臭素就是一种闻起来像"粑粑"（粪便）气味的物质。两种物质一结合，再结合其他食材自身的味道，就构成了螺蛳粉特有的风味。

螺蛳粉虽然美味，但出于以下两点考虑，还是不能常吃。

（1）简单的一餐螺蛳粉，其能量主要来自碳水化合物和调料包里的脂肪（有的品牌，一包就含有46.5 g），可高达800 kcal，若恰好你还是一个久坐不动的孕妈妈，又爱吃零食水果，很容易就吃出妊娠期体重超标的结果。

（2）螺蛳粉中钠的含量也非常值得我们注意，世界卫生组织推荐成年人每天摄入的盐不超过5 g，中国营养学会则推荐每天食用盐不超过6 g。妊娠期也要饮食清淡，而一包螺蛳粉的盐分含量3.3 g，已经占到推荐量的一半以上，再加上其余两餐摄入的盐，很难保证一天摄入的盐还在6 g以内。盐吃多了，最明显的影响就是导致身体水肿，增加妊娠期患高血压的风险，无论怎么看都得不偿失。

> (i) **特别提醒**：
>
> 即使偶尔吃螺蛳粉，也要额外增加绿叶蔬菜和优质蛋白质食物搭配。包装好的螺蛳粉只有腌制好的酸笋、豆角或煎炸过的腐竹和花生，缺少优质蛋白和微量元素。因此，建议在煮螺蛳粉时，加一些瘦肉、鸡蛋、新鲜的蔬菜来补足缺少的营养。

### 39. 孕妈妈可以吃麻辣烫吗

近年来，随着人们对辣味食物喜爱的热度升高，麻辣烫、麻辣拌、麻辣香锅等食物越来越广地成为人们正餐的选择。对于孕妈妈人群，有的是保留着孕前吃辣的饮食习惯，有的是孕后偏好吃辣。但不少相关报道揭露了麻辣烫类食物有严重的食品安全隐患，以至于许多孕妈妈疑惑妊娠期到底能不能吃麻辣烫？麻辣烫到底会不会对自身和胎儿的健康造成不良影响？

实际上，如果能在保证食品卫生安全的前提下孕妈妈是可以吃麻辣烫的。首先，麻辣烫可选食材非常丰富，有丰富的蔬菜，可获得大量的维生素，而且煮制时间不长，不会造成维生素的大量损失，也不会因长时间高温烹调产生致癌物。同时，麻辣烫营养搭配相对均衡，除了蔬菜外还可搭配提供蛋白质的蛋类、肉类以及提供碳水化合物的主食类。

麻辣烫的主要问题在于高脂高钠的汤底，麻辣烫汤底不仅油脂含量颇高，而且所用的油脂通常是动物油脂，营养价值不高。爱吃这一口，就要选择相对清淡的汤底，高油高盐的汤底容易引起心肾负担加剧，同时也会引起孕妈妈体重增长过快；其次少用蘸料，麻辣烫的蘸料多是芝麻酱、油碟等，同样会引起孕妈妈体重增长过快的问题；最后，吃麻辣烫一定要注意食品安全问题，尽量选择新鲜食材，少用加工肉食，汤底尽量减少添加各种香料和食品添加剂。

麻辣烫，要么改良一下，否则少吃为妙，因为在摊档上真的很难寻到适合孕妈妈营养需求的美食。

## 40. 孕妈妈可以吃酸辣粉吗

酸辣粉，孕妈妈能不吃就不吃，如果要吃上一口，那最好是配搭蔬菜、优质蛋白质食物一起进食，让营养更全面一些。

一旦怀孕，总愿意放纵食欲，寻些刺激性的食物，比如酸辣粉、酸辣米线等。其实，酸辣粉还不如方便面，不仅有辛辣刺激的物质，调料包、粉丝的制备时使用防腐剂、添加剂都不少，不光刺激味蕾，对孕妈妈的胃肠刺激更是不小，甚至会出现腹痛、腹泻、腹胀，辣椒素还会让新生儿增加过敏反应的风险，如诱发新生儿痤疮。酸辣粉含盐量很高，并且油料包的热量很高，不利于孕妈妈控制体重增长。如上诸般问题，若能带来非一般的营养也就罢了，可若以酸辣粉为正餐，除了能获得一定的淀粉、脂肪、钠盐，并无什么益处。

建议孕妈妈在妊娠期注意饮食卫生，避免吃油腻、辛辣刺激性的食物。如果一定要吃的话，那就要做到不放或少放辣椒油和调料包，再搭配一些易消化的优质蛋白质食物、绿叶蔬菜，丰富营养结构，尽量全面满足妊娠期的营养需求，才能保证孕妈妈的健康。

## 41. 妊娠期吃肯德基、麦当劳是不是不大好

医院周边少不了快餐店，越是人流密集的地方，24 小时灯火通明的"洋快餐"店越是不会缺席。多少空着肚子来产检的孕妈妈会在这里歇口气，加加油。

"洋快餐"，大都以熏烤、油炸、甜品、碳酸饮料为主，能吃饱，风味不错，然而说到营养嘛，只有一声叹息。更成问题的是食品安全。

熏烤食物是用煤炭做燃料熏烤而成的，在熏烤过程中，燃料会散发出一种叫苯并芘的有毒物质，污染被熏烤的食物，而苯并芘是多环芳烃化合物的代表，是目前已知的强致癌物质，进入人体后，会使细胞核的脱氧核糖核酸的分子结构发生改变，从而导致癌变。炸薯条的油被反复加热煮沸，也会含有致癌的有毒物质，如丙烯酰胺。油炸食品都经过高温处理，食物中的维生素和其他营养素都会遭到较大的破坏，其营养价值大打折扣。而且油炸食品含脂肪太多，难以消化吸收。另外，油条、薯饼，在制作时有可能要加入明矾作为膨松剂（有配方称每 500 g 油条要加明矾 15 g）。明矾为含铝化合物，铝可以通过胎盘进入胎儿大脑，对大脑发育不利。

快餐中的含糖饮料和甜品也会影响妊娠期血糖和体重。除此以外，快餐中还缺乏新鲜的绿叶蔬菜、菌类蔬菜，长期会有维生素矿物质缺乏，影响母婴的健康。

"洋快餐"绝非妊娠期优选之物，偶尔吃上一次，也别点甜水、奶昔或冰激凌，换成牛奶或不加糖的豆浆，吃非滚油炸制的夹蛋夹肉饼汉堡，吃炸鸡或鱼排先去掉外面的炸面饼壳，并尽量配一份蔬菜小食，切记切记。

## 42. 妊娠期用午餐肉、培根等佐餐，可以吗

世界卫生组织近几年都将加工肉制品——培根、午餐肉、火腿肠等定为 I 类致癌物了，主要是和这些食物中的亚硝基化合物、杂环胺、饱和脂肪等有关，认为它们会增加肠道癌症患病风险。尤其现在很多人都喜欢吃油炸火腿肠、烤午餐肉、煎培根等这类油炸加工肉食就更加不健康了。切记，这类食物要少吃为妙。

按照我国国标规定，火腿肠是以鲜或冻畜肉、禽肉、鱼肉为主要原料，经

腌制、搅拌、斩拌（或乳化）、灌入塑料肠衣，经高温杀菌后制成的肉类灌肠制品。而午餐肉是一种罐装的压缩肉糜，通常都是以猪肉为原料，按一定配比加入淀粉和香辛料等加工制成，确实含有一定量蛋白质。为了使口感、成本、安全达到最佳，会用到一些食品添加剂和其他配料，例如防腐剂、食用胶和香精香料。其中大家最担心的是防腐剂，特别是亚硝酸盐。其实，我国肉类食品标准中对亚硝酸盐的要求非常严格（≤ 30 mg/kg），并不能随便加。而且，使用亚硝酸盐也有好处，它可以抑制肉毒杆菌的生长，防止产生肉毒素。要知道，一旦火腿、午餐肉中产生了肉毒素，那可是要人命的。因此，大家一定要买正规厂家的合格产品。

虽然午餐肉、培根等可以作为合理饮食的小搭配，改善饮食的风味或带来生活的便利，但孕妈妈还是不能用它们来全面替代新鲜的肉、鱼、禽、肝脏、血等各类动物性食物，平时要按照"平衡膳食宝塔"的建议执行，以未经加工过的新鲜食物为主。

## 43. 妊娠期吃涮火锅，要注意些什么

从南到北，从西到东，中国人离不开火锅。妊娠期参与这项盛事，应该讲究些啥呢？

羊肉性温热，它会促进人体的能量释放，让人有发热的感觉。如果身体本身怕冷，手脚冰凉，气力不足，吃这个自然是有所裨益；但如果身体本来就发热（多数孕妈妈怕热不怕冷），那就没必要多吃羊肉了。牛肉、羊肉都属于红色肉类，富含血红素铁，锌等微量营养素，且容易被身体吸收和利用，蛋白质含量又高，对妊娠贫血的孕妈妈来说，是最佳食物。而对高血脂、高血压的孕妈妈来说，涮羊肉还是少吃点好。如果要吃，一定要尽量选择鲜切腿肉或里脊肉，千万别用那些红白相间的冻切肉片，因其中混杂了太多高脂无益的成分。

涮锅这个粗犷的吃法，原料并不限于牛羊肉的，还有海鲜锅、四川的梭边鱼、贵州的酸汤锅等。无论哪种，常有的问题是，汤底或调料高脂高钠，饮食结构不完整——例如忽略主食、动物性食物占比过高等。

在妊娠期，火锅可以安排，但营养的这根弦可不能松。因此，吃了涮肉之后，下一餐一定要清淡一些，多吃粗粮、豆类、蔬菜，尽量补充有膳食纤维、维生素 C 和抗氧化保健成分的食物。

还需要特别提醒的是，孕妈妈吃涮肉以后别贪凉哦——吃了涮肉之后，千万不要再吃冷饮，也不要吃冰镇的水果。因为这时胃里已经塞满了食物，负担沉重。这时候需要集中精力，加强胃部血液循环，使它能更好地混合、磨碎食物；还需要分泌大量消化液，以利后面的小肠消化。如果突然来一根雪糕，胃部血管收缩，蠕动减弱，消化液减少分泌；同时温度下降，消化酶活性下降。对于胃肠功能比较弱的孕妈妈来说，非常容易造成消化不良和各种不适。假如一定要吃餐后甜食的话，可以来半串山楂糖葫芦，酸甜爽口，又能帮助消化肉食。

## 44. 孕妈妈特别想吃冰棍，是身体需要吗

孕妈妈如果特别想吃根冰棍，与其说是身体需要，还不如说是嘴犯馋了。那作为孕妈妈到底能不能吃冷饮呢？吃是可以吃一点的，但要因人而异。

冷饮（冷冻饮品）是指雪糕、冰激凌、雪泥、冰棍、甜味冰、食用冰等。怀孕之前经常吃冷饮的孕妈妈可以适当选用一些，而怀孕之前极少吃冷饮的孕妈妈则应尽量不吃，避免不必要的刺激。

食用冷饮后，口腔温度会很快降低，吞咽后还会影响到上消化道，吸热融化，让人觉得凉爽。吃根冰棍，并不会使人体脏器、肌肉、大脑降温，更不会影响到位于下腹部的子宫体。因此对胎儿来说，倒不会造成什么直接的威胁。

各色雪糕基本成分都是糖、水加上各种添加剂。一个雪糕，大多要加10余种食品添加剂。例如某品牌"巧乐兹"雪糕的配料表，除水外，还标注了以下原料：食用植物油、白砂糖、全脂乳粉、可可液块、麦芽糊精、磷脂、聚甘油蓖麻醇酯、蓝莓酱、麦芽糖、果葡糖浆、蛋黄粉、食盐、碳酸镁、食用香精、碳酸氢钠、玉米淀粉、甜蜜素、柠檬酸、苹果酸、枸橼酸钠、瓜尔胶等。在这些原料中，除了植物油、全脂乳粉、小麦粉、蛋黄粉、食盐等少数几种为天然食物成分外，其他大多为食品添加剂。这些添加剂大致可以分为4类：调味、着色、塑形、乳化，它们几乎都是雪糕口感所不可或缺的成分，虽然好吃但高糖高脂多添加剂，整体营养价值较低。

特别想吃了，那就吃一口吧！充分享受美食带来的满足后，立即回归健康饮食之路就好。

## 45. 孕妈妈可以吃海鲜吗

孕妈妈当然能吃海鲜，除非对海鲜过敏。

海产品的蛋白质含量较高，且肌肉纤维细，比较容易消化吸收，孕中期开始增加蛋白质摄入就是一个关乎胎儿生长发育速度和质量的事了，一直要持续到分娩后的产褥和哺乳期，对蛋白质的需要量都不会降低。

还有一点，或许是在海洋中悠游，压力和阻力都更大吧，水族似乎还不流行什么肥胖和代谢病，不会含有特别多的饱和脂肪威胁贪吃的我们，且来自水产的优质脂肪酸，如二十碳五烯酸（EPA）、二十二碳六烯酸（DHA）还有利于血脂的调节，特别是DHA，在胎儿神经系统和视力发育中担当着重要作用，而缺少水产品的饮食结构中是很难摄入足够的。

更为特别的是，大海中汇聚雨水冲刷地表而来的丰富矿物质，在海水中生活的鱼虾蟹贝和藻类，比之陆产，就会天然富含碘、钙、磷、锌等矿物质。从这个角度讲，更要推荐孕妈妈调整饮食选择，多多选择来自海洋的食物。

不过要切记，海产品并非人人适合，多多益善。如果有过敏情形的，就不必挑战了。另外，大鱼、大龟、大龙虾——这些在深海中经年成长起来的"精怪"们，要少用，不是为迷信，也不仅是为环保，而是害怕其体内沉积的重金属会威胁孕妈妈和胎儿的安全。

## 46. 妊娠期可以吃海参、螃蟹、虾、黄鳝吗

点将了！我们来看看水族之于妊娠期，哪些更相宜。

海参，如果按淡干海参来说的话，蛋白质含量那是真的高（86%），好像这种生物就是一口蛋白质一样。不过，海参所含粗蛋白消化起来需要与胃、肠蛋白酶有个充分的接触和作用时间才可以，如果像流行的做法那样，晨间饥肠辘辘时先来个海参，那估计是未及充分分解吸收就要被排空到吸收部位以后去了，而且海参蛋白质的生物利用度不高还受制于其氨基酸评分低。当然，海参还是不错的矿物质来源。海参，国人眼中堪比人参的补身圣物，妊娠期可以用，但如果你准备用它来过多替代其他富含蛋白质的食物，如瘦肉、肝脏、奶、蛋等，指望靠海参来全面滋养胎儿和自身的话，肯定就不对了。

再来说说"虾兵蟹将"。虾和蟹，外被铠甲，一看就是能征惯战的"将士"，所以一身肌肉——蛋白质含量多，体内所含脂质主要是用于繁衍，除了虾籽、蟹黄、蟹膏这些部分富含固醇等类脂质，基本都是"精瘦肉"。虾和蟹的营养价值实在是不错，可以弥补国人饮食结构的欠缺。味道鲜美，做法也简单，白灼、清蒸，这么"不施粉黛"来见，不会因此让人过度沉迷于油盐糖酱的诱惑。如同在龙宫中作为"基层群众"一样，在餐盘中它们也正变得越来越寻常可见。素来吃着没什么不适，妊娠期自然可以继续享用；如果以往就容易因为吃它而发湿疹、腹泻的，就还是别冒险尝试了。

滑不溜丢的黄鳝，在我国除西北高原外各大淡水水系都有分布，位列"四大河鲜"，有"夏吃黄鳝赛人参"之说，又是个堪比人参的重量级选手，其营养与滋补价值一直为国人称道。黄鳝的肌肉组织含量高富含蛋白质、牛磺酸，而其脂肪中富含 DHA、卵磷脂，营养确实不错。近年因市场需求旺盛，黄鳝养殖业便日渐昌茂，与野生的不同，养殖黄鳝相对健康安全，不过其营养价值也会受到饲料营养成分的影响，比如饲料中如果缺乏 DHA 添加，则黄鳝体内含量相应较低。

还是那句话，没有不好的食物，只有不好的搭配，丰富多样的妊娠期餐盘，尤其离不开各色水产品。

## 47. 妊娠期外卖当家可行吗

外卖是城市生活的生命线，养活着不少人。

按道理说，外卖不过是换了个吃的地方，菜式、配料与堂食不该有太多差别，只要肯花钱，谋求合理营养很难吗？的确很难。

无论什么餐馆，主食主料基本以精白米或精白面粉为主，还有不少是炒过、煎过、炸过的，闻起来倒是香喷喷的，不过如同直接造就了一份"能量炸弹"。最怕的就是这种以主食为主的外卖餐食，最不适合妊娠期选择，如遍布各大平台的西北风味小吃、老北京炸酱面等，都是这个路数。

高端些的、能见到肉和鱼的，问题又出在烹饪方式上——离不开高脂又高钠的一番"装扮"，这样的蛋白质摄入，附加的成本也太高了些。还有蔬菜的不足，也是外卖的一大短板。也许因为卖相不好，青菜尤其不适合外卖餐式，靠点外卖想每餐吃到 200 g 蔬菜如同梦想。

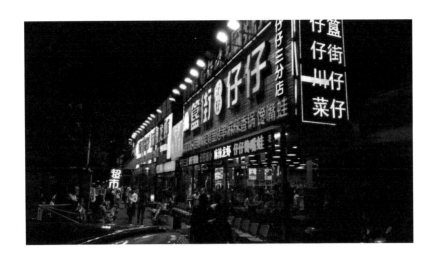

还有轻食餐厅呢，妊娠期靠它续命可行？缺少植物油的一盘草，如何滋养胚胎和母体？

多么令人担忧，那些惯于在外就餐或者点外卖的人，每天的饮食质量可怎么整？尽量选择新鲜食物，现吃现做吧。如果偶尔点外卖，也要注意如下几点：

（1）吃少油烹调的食物，不点炒饭、油泼面、地三鲜等多油的食物。

（2）1 份鱼或肉配至少 2 份蔬菜。

（3）不要只吃菜不吃主食。

（4）少吃颜色太艳、口味太浓的食物。

（5）点轻食要增加主食量，配合用些坚果。

（6）外卖搭配的饮料中，大部分都含糖，这些都会增加热量，不利于体重增加和妊娠糖尿病的控制。在吃饭时可以搭配白开水、花果茶（如菊花茶）、炒粮食茶（如大麦茶、苦荞茶）等。

### 48. 孕妈妈可以吃燕窝吗

孕妈妈可以吃燕窝，但没必要过度追求。燕窝就是燕子（主要是金丝燕）使用其唾液配合一些绒毛或者草叶或者植物茎秆等精心制作的巢。燕窝的成分包括蛋白质、碳水化合物、氨基酸、唾液酸、少量脂肪和矿物质等。

燕窝的标志性成分，是一种叫做燕窝酸的东西，被称为是燕窝的精华，是评判燕窝质量优劣的重要指标。燕窝酸又称唾液酸，唾液酸在人和动物体内广泛存在，成年人每天分泌的唾液中有 40 ～ 60 mg 唾液酸。正常人血清中唾液酸的含量在 45 ～ 75 mg/100 mL，粗略计算全身血液中有 1 800 ～ 3 000 mg。如果把附着在人体细胞上的唾液酸都算上，估计燕窝提供的量就不足挂齿了。

另外，从食物中补充唾液酸角度来看：干燕窝的唾液酸含量约为 10%，按普通吃法一天食用 3 ～ 5 g，即补充唾液酸 300 ～ 500 mg。而 1 个普通 50 g 鸡蛋含有 10 ～ 20 mg 唾液酸，牛奶中的唾液酸含量为（111.43±2.06）mg/L。

作为一种滋补食品，燕窝有一定的营养价值。但其价格昂贵，性价比较低，咱普通人在预算有限的前提下，是不是更要学会在膳食中做加减法平衡营养呢？

### 49. 妊娠期可以吃茯苓粉吗

妊娠期可以吃茯苓粉，茯苓酸奶及其他茯苓制品。

茯苓粉是中药茯苓的粉末，性平，味甘、淡，含有三萜类、多聚糖类及胆碱、脂肪、卵磷脂、钾、镁等营养元素，有利水渗湿、健脾宁心、祛斑增白、润泽皮肤、增强人体免疫功能等功效。茯苓粉性平，符合孕妈妈饮食需求；其次茯苓粉中含有的钾、镁、卵磷脂等营养元素，符合孕妈妈的营养需求。

孕妈妈食用茯苓粉是有很多好处的，它除了补充营养，润肤，增强免疫功能外，还有其他的好处。茯苓具有健脾利湿的保健作用，对于孕妈妈还有保胎的功效，在一般的安胎饮及当归芍药散等安胎名方中，都会用到茯苓，因此孕妈妈吃些茯苓粉，有安胎的作用，茯苓还有健脾和胃之效，可治妊娠呕吐，有使用茯苓的药膳和茶饮改善缓解妊娠孕吐的方子。茯苓粉虽然好处很多，同其它药食两用的食材一样，孕妈妈食用还是坚持适量的原则，不可过多。

在此，推荐两个妊娠期使用茯苓茶饮方吧！第一个可改善妊娠期水肿：薏苡仁、茯苓皮各 9 g，大枣 10 枚。将上述中药分别清洗干净，一同放入砂锅内，加水适量，置于火上，先用武火煮沸，改用文火，煎 15 分钟，去渣取汁服用。第二个可治疗妊娠呕吐：茯苓 25 g，陈皮 5 g，水煎，饮服时加入生姜汁 10 滴，即成茯苓陈皮姜汁茶。

## 50. 孕妈妈可以吃阿胶吗

孕妈妈可以吃阿胶。阿胶为马科动物驴的干燥皮或鲜皮经煎煮、浓缩制成的固体胶，味甘、性平，归肺、肝、肾经。具有补血滋阴、润燥、止血之功效，被历代医家尊称为补血"圣药"。主治血虚萎黄，眩晕心悸，肌痿无力，心烦不眠，虚风内动，肺燥咳嗽，痨咳咯血，吐血尿血，便血崩漏，妊娠胎漏。阿胶首载于《神农本草经》，后在《伤寒论》和《金匮要略》均有出现。如胶艾汤治妇女冲任虚损所致的崩漏下血，月经过多，或妊娠、产后下血不绝，腹中疼痛者。

对阿胶的成分研究显示阿胶含有 18 种氨基酸（其中 8 种人体必需的氨基酸），其中甘氨酸可以通过调节血清铁离子，促进血红蛋白的合成；精氨酸促使机体分泌生长素和睾丸酮，促进血红蛋白的合成；苏氨酸、组氨酸、赖氨酸均具有生血作用；铜为数十种酶的重要成分和红细胞的组成元素，同时促进铁的利用和造血过程，并参与免疫机制和弹性蛋白的合成。服用阿胶可补充机体必需的铜元素，并能加速铁的吸收和利用，使吸收的铁与锰等微量元素协同产生生血效应。

阿胶虽然有较好的滋阴补血效果，对于孕妈妈和产妇有益，但也有因过于"滋腻"而容易产生影响食欲的副作用。它也并不是对每一位孕妈妈和产妇都有益的万能药物。如孕妈妈和产妇胃口不好，不思饮食，服用阿胶后可能会加重。有些孕妈妈和产妇可能是阳虚，有小腹冷痛、腰膝酸软、白带过多、恶露不尽等，这时就不应用阿胶。还有些时候，虽是妊娠期或产后，结果患的并不是虚证，反是实证，这种情况虽然很少，却并不是没有，这时也不应该用阿胶，而应该去医院找医生开方。

## 51. 妊娠期可以吃黑芝麻吗

对于妊娠期吃黑芝麻这件事众说纷纭：有的孕妈妈说吃黑芝麻生出来的宝宝皮肤黑，有的说妊娠期多吃黑芝麻胎儿头发会比较多，事实上孕妈妈吃黑芝麻是有讲究的。

首先，说吃黑芝麻会影响宝宝肤色，这是无稽之谈，食物中的色素会随着消化而排出体外，不会对肤色有影响。其次，近期很多主播都在推荐黑芝麻相关产品，如黑芝麻糖、黑芝麻丸等，但是黑芝麻的功效真的如宣传中那么神奇吗？

黑芝麻中含有硒元素和铜元素，具有促进毛发生长的作用，因此在一定程度上可促进毛发的生长；黑芝麻中含有蛋白质、钙、磷、铁等，也会促进胎儿骨骼的生长；黑芝麻中还富含油脂和膳食纤维，可防止孕妈妈便秘哦。

芝麻虽好，但食用时要讲究剂量，因为芝麻的脂肪含量很高，热量很高，100 g 黑芝麻的热量大约有 600 kcal，再加上黑芝麻丸中提升口感的糖类，热量就更高了。因此，对于孕妇人群并不建议每天或者大量食用，否则容易导致体重快速增长，对于血糖高的孕妈妈来说也不利于血糖的稳定。

## 52. 妊娠期可以吃巧克力吗

巧克力应该算是一种不错的食品，含有多种有益健康的成分。

其中的单宁酸可以抑制口腔内细菌滋生，降低蛀牙的发生率，抑制碳水化合物在口腔中的发酵，抵消因为糖分造成的口腔伤害；食用巧克力可以增加脑内啡肽分泌，产生 α 跟 β 脑电波，让人产生愉悦，进而自然降低想要食用高糖、高脂食物的欲望；巧克力里还有多种抗氧化物质，比如可可酚和类黄酮，这些物质是可以降低血液中坏的胆固醇，提高好的胆固醇的，并且还能舒缓炎性体质，增进血液流通。

不过，这些有益成分都是指向黑巧（纯粹的巧克力），若是牛奶巧克力、果仁巧克力等巧克力糖果，则另当别论。纯粹的黑巧，硬邦邦的，还有些苦，可可含量一般要达到 50% 以上，脂肪含量则较低。而各种巧克力糖果基本都是"能量炸弹"，富含脂肪、糖，实在不该在妊娠期常吃或吃个没结没完。

那么，妊娠期是否可以选择吃些黑巧呢？答案是肯定的。

有人会顾虑黑巧的原料可可豆，其与咖啡豆一样也是富含咖啡因的植物种子，而妊娠期是不能过度摄入咖啡因的（具有神经兴奋作用，可能引发胎动不安，影响妊娠期安全）。相比之下，黑巧中的咖啡因含量还是低得多的——每100 g 黑巧的咖啡因含量在 20 mg 左右（接近可乐、茶饮料等的量级），而每一中杯（350 mL）星巴克美式咖啡的咖啡因含量大概就能够达到妊娠期限量标准 200 mg/d 了。

## 53. 妊娠期可以嗑瓜子、吃花生吗

葵花籽

我们有理由把葵花籽仁看作健康的休闲食品，因为葵花籽仁富含抗氧化物、易吸收的矿物质及非常有益健康的"好脂肪"。要知道摄入什么样的脂肪与摄入多少脂肪同等重要，单不饱和脂肪和多不饱和脂肪含量较高的饮食，比低脂肪饮食更健康。

花生

有人说花生有毒，很容易被黄曲霉毒素污染，常吃可以让人患上原发性肝癌！也有人说，花生脂肪含量太高，吃花生＝喝油！

可花生又称"长生果"，足见它并非一无是处！花生的蛋白质含量高达30%，还富含一种生物活性很强的天然多酚类物质，能抑制肿瘤、降低血小板聚集、预防动脉粥样硬化。花生中所含的单不饱和脂肪酸可以降低血液总胆醇，调节血脂水平，保健价值与昂贵又时尚的橄榄油相若。

因此，孕妈妈不妨吃些花生吧，亲自挑选和烹煮能减少摄入霉变果粒的风险。烹调时最好不要炒或炸，因为这样花生会变得性质热燥，干扰人体的平衡。每天摄入不超过10枚花生仁，应该不致影响妊娠期体重和血脂的控制，而带来的健康益处却很多。

## 54. 核桃、山核桃，孕妈妈优选哪一种呢

核桃

对于孕妈妈来说，核桃所含的植物固醇及膳食纤维能调节肠道胆固醇的吸收，而其所含的脂肪能润肠、缓解大便秘结，同时核桃含有丰富的铜及维生素E，能促进造血和避免脂类物质的过氧化损伤。核桃具有润肤乌发的作用，这是得益于其所含的必需脂肪酸——亚麻酸，它还是体内合成 DHA 的原料，能促进胎儿神经系统发育。从中医食疗的观点看，核桃味甘性温，能补肾固精，适合女人，也是体质较弱的男性冬季进补的佳品。

核桃的好处多，过食却有害，毕竟它是一种高能量、高脂肪的食物，消化核桃要消耗大量胆汁和胰脂酶，不是所有人都能耐受的。特别是孕妈妈，每天

食用 1 ～ 2 枚足矣。

山核桃

山核桃可不是核桃，味道不同，营养价值也不一样。山核桃确切的好处在于它所含的脂肪，其中高达 2/3 以上是油酸——一种单不饱和脂肪酸，能很好地平衡我们每天膳食中各种脂肪的比例，起到维护妊娠期血脂平衡的作用，不过需要留意的是，椒盐、蜜制的山核桃仁，会增加许多钠盐或糖分，增加孕妈妈的代谢负担，不如选择无添加的产品，口感也不错的。

核桃和山核桃，都是妊娠期的好搭档，都要选择。

## 55. 跨海而来的坚果，于妊娠期有何助益

巴西栗

含硒最丰富的食物之一，甚至有说法认为每食一颗就可获得全日所需的硒元素。硒缺乏会导致人体生殖能力下降，对于想做父亲的男士来说，要特别重视巴西栗的保健功效。孕妈妈对硒缺乏是非常敏感的，有研究发现孕早期硒缺乏的比例可达近 70%。除此之外，巴西栗还含有丰富的脂肪，甚至比花生还多，所以有体重过快增长问题或血脂异常升高的孕妈妈不可过多摄入。

巴西栗与花生一样容易受到黄曲霉毒素的污染，入口之前要特别留意挑选。

腰果

腰果是世界四大干果之一，不光味道好，营养价值也很高！腰果含脂肪 45% 左右，还含有 21% 的蛋白质，而且钙、磷、铁和多种维生素的含量也不低。腰果优于松子、花生的地方在于，亚油酸含量较低，但以油酸为主的单不饱和脂肪酸含量却很高，这就如同山核桃、橄榄油一样，能纠正人们日常饮食中不同脂肪的比例缺陷。不过，如果每天食用 10 粒以上腰果，就要留神过多的脂肪能量会致人肥胖噢。

夏威夷果

如果你吃过夏威夷果，那份香脆的口感一定令你难以忘怀。夏威夷果又称澳洲胡桃，素有黄金之果、健康之果的美誉。这种果仁含油量高达 60%～80%，单不饱和脂肪酸比例极高，不含胆固醇，还含有丰富的钙、磷、铁、维生素 $B_1$、维生素 $B_2$ 和多种氨基酸。毫无疑问，夏威夷果是营养好、味道好的优质坚果。

开心果

开心果获得了来自大洋彼岸的健康认定，认为它是一种健康食品，每天进食 42 g 能降低心脏病的患病风险。要知道，不是每一种坚果都能获此殊荣的，比如腰果，就因为含有较高的饱和脂肪，不仅不利于预防心脏病，相反还有害。那么，42 g 开心果究竟是多少？一小把而已。一小把又是多少？总之，不能太多，毕竟是高脂肪食材，过犹不及。

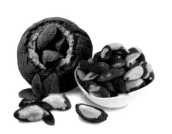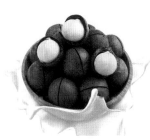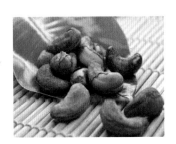

## 56. 妊娠期离不开我国特有的三种树坚果

第一种是松子

松子富含维生素 E，能抑制身体的过氧化，抗老防衰；松子含锰很丰富，可以协同钙质预防骨质疏松；持素食观的人可以从松子中获得适当比例的必需脂肪、单不饱和脂肪来滋养肌体；再有，松子中的硒元素是人体免疫力的保障，能防范呼吸道感染性疾病。还有呢，民间有流传甚广的说法，认为松子能增强性欲，道理不甚了了，姑妄听之吧。

第二种是榛子

榛子中所含的化学成分——紫杉酚，是一种具有抗癌作用的活性成分，所以，吃榛子的确有利于防癌！对于女性的卵巢、乳腺等组织的癌症，榛子的预防效果尤其明显。值得一提的是，榛子含有非常丰富的磷质，而磷是一种不为人重视，甚至常常受到歧视的营养素，可是维持钙磷的平衡才能获得强健的骨骼和坚固的牙齿。当然，要享受榛子的美味，就必须要有坚固的牙齿和足够的耐心，因为"十榛九空"，常常让人不胜其烦。

第三种是榧子

榧子又名香榧，是我国特有的珍稀坚果，不仅味道香酥松脆，而且与白瓜子一样，有很好的药用价值，可驱除多种肠道寄生虫，有效治疗小儿虫积腹痛。榧子也含有很丰富的脂肪，但是却多食不腻，所以应当警惕过食的滑肠作用，再就是害热症、上感咳嗽时，不宜多食。

## 57. 三种白色坚果，妊娠期该如何选

白瓜子

白瓜子即南瓜子，是民间传统的驱虫之物，能有效地杀灭体内多种寄生虫，甚至对于血吸虫病也有治疗作用呢。除了药用价值，白瓜子的营养特点是含有非常丰富的蛋白质，达到 35%，要知道牛肉的蛋白质含量才不过 20%。白瓜子无需加工即可生食，略炒一炒会更香，但最好不要选择覆有盐霜的产品，以免食入多余的钠盐，徒增心肾的负担。

杏仁

甜杏仁可作为坚果食用，区别于具有药用价值并有小毒的苦杏仁。杏仁含有很高的脂肪，在坚果中钙、锌、硒的含量算得上翘楚。不仅如此，杏仁中含有丰富的植物黄酮及多酚类物质，可调节血脂，传统中医学理论还认为杏仁能补肺、亮肤。孕妈妈也是可以享受甜杏仁的。

白果

说白果是食品不如说它是药品更恰当，因为它能缩小便，治疗遗尿症。现代医学研究认为，白果还可以抑制细菌、真菌的繁殖。但白果确有小毒，不可随意取食。从营养价值上看，白果主要含碳水化物和蛋白质，煮熟之后口感香糯，风味别致。安全取食白果以不超过 10 粒 /d 为宜，可炒可煮，唯独不可生食。孕妈妈在安全范围内也是可以食用的。

## 58. 板栗和莲子，会不会更有益于妊娠期

板栗富含维生素 C，比苹果、梨要高出 4 ~ 6 倍呢！在各种坚果中，板栗最接近于谷物，主要含淀粉而非脂肪，所以也没有那么高的能量，相同重量的板栗只相当于花生所含能量的 1/3。

中医认为，板栗的滋补作用可与人参、黄芪、当归媲美，能益气厚胃、补肾活血。但板栗虽好，我们平时待它却常常是简单而缺乏创意——从街头随便买来一包糖炒栗子，生吞活剥而已，既不讲究搭配，更不在意食量，而后还常常抱怨这东西让人胀气，不好消化，坏了体重管理大计。如果将去壳板栗与鸭子同炖，可健脾养胃、补肾强筋、利水消肿；而与瘦猪肉共煮，则有调理肺气的功效；用板栗与茯苓、大枣、粳米煮粥，是一道很好的滋养胃肠的点心。

没有血糖问题的妈妈，肯定是可以享受板栗的营养与美味的。"糖妈妈"则要权衡一下，存在血糖控制压力时，还是少吃或不吃为好。

莲子

"莲子"喻"连生贵子"，是极受欢迎的吉祥物，更是常见的滋补品。古人认为它"享清芳之气，得稼穑之味"，是养心、健脾的粮谷，非常有益健康。说莲子是粮谷，因为它含有高达60%的碳水化物，接近于粮食，而只含有2%的脂肪，不具备一般坚果的高脂肪特性，这一点类同于板栗。进一步分析莲子的营养价值发现，它含有丰富的镁、磷、钾，是很好的碱性食品，能缓解孕妈妈躯体的疲劳、益心安神、增进食欲。

## 59. 妊娠期该怎么吃坚果

坚果是人类作为能量来源的主要食物品种之一，属于高能量密度食品，过量食用会导致妊娠期体重增加过多过快，妊娠期和产妇都可以进食但不要过量食用。

（1）坚果是好东西。坚果是一类营养丰富的食品，能量高、富含脂肪（尤其是含有优质脂肪——ω-3脂肪酸），以及铁、锌、钙、镁等各种矿物质，富含维生素E和B族维生素，还有含有蛋白质和多酚类等植物化学物质，天然抗氧化成分不仅对皮肤好，而且能够降低慢性病的危险。其中的膳食纤维也相当丰富。适量摄入坚果对血脂和心血管健康有益处。

（2）营养好但也不能敞开吃。尽管坚果确实有很多优点，吃起来口感也很香，但因脂肪含量高，所以要适量食用。妊娠期每天坚果摄入量20 ~ 40 g。相当于每天吃带壳葵花籽10 ~ 15 g（约一把小半），外加核桃2 ~ 3个，或者板栗4 ~ 5个。食用原味坚果为首选。

（3）购买时注意。尽量购买带壳的原味的坚果，或者没有处理过的整粒坚果，或者只是经过轻微烤制的、非油炸的坚果。例如，带皮原味核桃、没有经过调味品包裹的大杏仁，原味的带皮棒子、煮花生仁等，不要选择油炸花生仁。

（4）选择加餐食用。建议在两餐间食用，既能起到营养价值，又提供饱腹感平缓血糖，一举两得。

## 60. 妊娠期可以用黄油代替植物油吗

妊娠期是一个典型的高代谢、代谢负荷增加的生理阶段，越接近终点，血脂水平越会升高，而过高的血脂水平可能诱发大于胎龄儿、孕妈妈胰腺炎等不良后果，因此，孕妈妈该特别关注血脂水平，对可能干扰脂代谢的食物成分都要有所控制才行。

有了这个基本观点，我们来看看黄油、植物油。黄油来自牛奶，制作工艺不同于奶油，无论黄油还是奶油，最主要的营养成分就是乳脂，以饱和脂肪酸为主的乳脂，以及胆固醇成分。说实话，从妊娠期的能量代谢特点及营养需要出发，黄油这东西，真的不太适合孕妈妈。尽管它也浓聚了牛奶中的脂溶性维生素（黄油的黄色就主要来源于所含胡萝卜素，黄油中还有维生素 A 和维生素 D 等）。各种植物油呢，脂肪酸构成与黄油有所不同，多是不饱和脂肪酸，其中包括必需脂肪酸——亚油酸，也包括亚麻酸、单不饱和脂肪酸等，这些都是有利于维持妊娠期血脂平衡和满足胎儿新生组织构建所需的。另外，植物油通常比黄油的维生素 E 含量要高出不少，这对于维护机体抗脂质过氧化能力，保护心血管，特别是胎盘血管网，也是必需的。

因此，孕妈妈用黄油来替代植物油，笔者是坚决不同意的。

## 61. 孕妈妈吃味精、鸡精，有损健康吗

味精是谷氨酸钠的俗称，在调料界已有很多年历史。谷氨酸是构成蛋白质的 20 种氨基酸之一，广泛存在于食物中。调味用的味精是用淀粉、蔗糖等原料发酵生产的。1987 年，联合国粮农组织和世界卫生组织组成的联合委员会将味精归为最安全的食品成分。1991 年，欧洲共同体食物科学委员会也将味精归为最安全的食物成分。但动物实验表明，摄入味精能促使实验动物摄入更多食

物，间接地导致肥胖。

鸡精的成分与味精基本相同，90% 以上是谷氨酸钠，剩下的不到 10% 含有助鲜剂、食盐、糖、鸡肉粉、辛香料、鸡味香精等。其中鸡肉粉是从鸡中提取出的汁液加工而成的，在鸡精中的含量非常少，有的鸡精甚至根本不含鸡肉粉，而完全用人工合成的鸡味香精取代。

在制作孕妈妈饮食的过程中，味精、鸡精等调味料可以用，不过还是尽量少放，这样可以更多享受食物本来的味道。

## 62. 孕妈妈可以吃咖喱吗

孕妈妈可以偶尔吃咖喱。

咖喱是由多种香料调配而成的酱料，具有辛辣味，特别是绿咖喱，那是相当的辣。咖喱主要用于烹调牛、羊肉、鸡、鸭、螃蟹、土豆、菜花、汤羹等，是中西餐常用的调味料。因为咖喱具有辛香和复合风味，可以刺激孕妈妈的味蕾，能够很好的改善妊娠期食欲不振的症状，妊娠期可以偶尔少量吃咖喱来改善食欲；再有咖喱制作的汤品或者菜品中含有一定量的维生素、矿物质、碳水化合物及蛋白质等营养成分，这些营养素对于宝宝的发育具有一定的营养价值，偶尔食之是可以的。

虽然咖喱风味特别，但尽量不要每餐食用。因为咖喱在加工的过程中，一般和桂皮、八角、花椒等辛辣的作料混合而成，孕妈妈容易上火，出现口舌生疮、便秘等情况。再有辛辣程度高的咖喱会刺激胃肠蠕动，如果单次进食过多，会造成腹泻，诱发宫缩，增加早产、流产的风险。在制作咖喱时，还会加入较多的食盐，食盐摄入过多，容易导致孕妈妈水肿，血压升高。所以，妊娠期可以吃低辣度的咖喱，但不宜常吃多吃。

## 63. 孕妈妈适合吃无糖食品吗

笔者认为不太适合。所谓无糖食品是指不能含有蔗糖和来自于淀粉水解物的糖，包括葡萄糖、麦芽糖、果糖、果葡糖浆、葡萄糖浆、淀粉糖浆等。但是，它必须含有相应于糖的替代物，一般采用糖醇或低聚糖等不升高血糖的甜味剂。从中可以了解到，"无糖食品"其实一定富"糖"——即富含碳水化合物，如果是块猪肉或是一把青菜，就不必来讨论糖不糖的事了。

"无糖食品"如果有甜味，主要是来自合成甜味剂，比如安塞蜜、甜蜜素、糖精、阿斯巴甜等。这些东西的甜度是蔗糖的若干倍，不需很多即可带来足够的甜度。对于甜味剂安全性的争议一直未有了局。哪怕是既不升高血糖也不变成能量的高效甜味剂，它一样具有刺激食欲、促进肥胖的作用。它们本身并没有营养价值，应用于食品当中，部分消费者对阿斯巴甜敏感，不仅限于苯丙酮尿症患者；还有一些消费者对"三氯蔗糖"这种高效甜味剂不耐受，吃了之后引起从头痛到思维模糊等各种不良反应。那些被许多人看好的糖醇类，也未必全是优点，因为大部分糖醇在过量摄入后可能引起腹泻，吸收后从尿中排泄出去也会加重肾脏负担。

"无糖点心"中，一定会含有淀粉或淀粉水解物，要知道糊精、麦芽糊精升高血糖、变成能量的效率，跟蔗糖差不多，往往也是高血糖负荷的富含碳水化合物的食物，性质并未有什么改变。

要想远离妊娠期体重增长过快过多，为后代减少慢性疾病的风险，应积极控制血糖，最好少吃任何添加人工甜味剂的食物，多吃粗粮、豆类、薯类，用天然质地的新鲜水果来替代甜食和甜饮料，就不要把希望寄托在什么无糖、低糖食品上啦。

## 64. 孕妈妈可以吃前一天晚上做的食物吗

最好不要吃。妊娠期是生命过程中对营养状况和食品安全最为敏感的时期之一，是一个需要加强营养管理的特殊生理过程，为了母婴安全，一定要严控食品卫生。而前一天做好的食物中的安全风险主要在两个方面：

(1) 微生物和微生物毒素。在不到24小时的时间里，通常真菌繁殖速度很慢，可以忽略；而细菌繁殖速度快，在夏天，高温室内4小时就足以让食品发生腐败。金黄色葡萄球菌之类病菌，一旦繁殖旺盛条件合适，甚至还会产生毒性很大的细菌毒素。严重的细菌性食物中毒会让人上吐下泻，腹痛难忍，甚至需要紧急送医院救治。

(2) 温度高了，细菌生长快了，会产生"硝酸还原酶"把蔬菜中的硝酸盐还原成亚硝酸盐，而亚硝酸盐的数量较大时是有一定毒性的，还能和蛋白质分解产物生成"亚硝胺"类致癌物，长年累月之后会升高胃癌的风险。除了各种绿叶蔬菜，萝卜、白菜之类食材也有这个问题。

另外，隔夜菜的营养价值也会逐步降低。所以，权衡利弊吧，如果还是不得不带隔夜便当的话，在菜的烹调上要注意几个问题：

（1）可以多做一些带酸味的菜，因为有机酸或醋酸多一些，细菌繁殖的速度就会慢一些。比如番茄和番茄酱做的菜就比较合适。

（2）考虑到吃之前还要加热 1 次，选材时要选适合多次加热的菜，比如土豆、胡萝卜、豆角、茄子、番茄、冬瓜、南瓜、萝卜、蘑菇、海带、木耳等。

（3）如果想补充绿叶蔬菜，又不发生颜色褐变，可以把它提前沸水焯一下。这样就能去掉 70% 以上的硝酸盐和亚硝酸盐。如果不喜欢那种发暗的颜色，在家吃早餐和晚餐时多补充绿叶蔬菜，也能把中午的亏失弥补回来。

（4）少做切碎的凉拌菜，可以减少亚硝酸盐和细菌滋生的麻烦。直接放洗净的适合生吃的蔬菜，然后带一些炸酱、凉拌汁之类，直接蘸着吃，或者现场拌着吃，清爽可口，又比较安全。

# 第二章

# 妊娠期疾病的饮食调理

2

# 第一节  营养缺乏的防治

## 65. 早孕反应，如何保证营养

妊娠初期无明显早孕反应的孕妈妈继续保持孕前平衡膳食，孕吐反应明显的孕妈妈不必过分强调平衡膳食，可以根据个人的饮食嗜好和口味选择清淡可口、容易消化的食物，少食多餐，尽可能多地摄入食物，特别是富含碳水化合物的谷类和薯类食物。

（1）早晨可以食用干性食品如馒头、面包干、饼干等。

（2）避免油炸及油腻食物和甜品。

（3）可适当补充维生素 $B_1$、维生素 $B_2$、维生素 $B_6$ 及维生素 C 等以减轻早孕反应的症状。孕吐严重影响孕妈妈进食时，每天必须吃够至少 130 g 碳水化合物。食糖、蜂蜜的主要成分为简单碳水化合物，易于吸收，进食少或孕吐严重时食用可迅速补充身体需要。

## 66. 妊娠反应一定可以自然缓解吗

妊娠反应，特指仅在妊娠期前 3 个月内出现且排除其他原因引起的恶心和呕吐等消化道综合反应。妊娠反应的原因主要是胎盘绒毛膜促性腺激素水平激增、雌激素水平激增，所以从某种意义上说，妊娠反应是胎盘发育正常的表征。

妊娠反应有轻重，如果不能及时调整、治疗，不仅不能自然缓解，还会不断加剧，持续至孕中期甚至整个妊娠期。如果妊娠反应的时间延长，且体重减轻超过孕前体重的 5%，出现脱水，甚至电解质失衡，说明已经进展为妊娠剧吐。进展为妊娠剧吐后可能导致诸多严重并发症，包括：神经损害、脑病、脾破裂、食管破裂、气胸和急性肾小管坏死，有些人可陷入严重的心理困境，甚至难以为继。从医学上讲，如果出现以下问题，就该考虑终止妊娠了。

❖ 体温持续高于 38 ℃；

❖ 静息心率＞ 120 次 / min；

❖ 持续黄疸或蛋白尿；

❖ 出现多发性神经炎及神经性体征；

❖ 有颅内或眼底出血经治疗不好转者；

❖ 出现维生素 $B_1$ 耗竭性（维生素 $B_1$ 缺乏性脑病）

妊娠反应是个生理现象，但也存在着进展为病理状态的可能，所以，要关注孕妈妈的饮食起居和心身健康状态，必要时积极采取医疗干预，以免严重后果。

## 67. 妊娠剧吐怎么办

要看程度。体内雌孕激素的飙升肯定会带来些胃肠道不适症状，发生率达50%，轻微厌食、恶心、没有发生食量和饮水量明显下降，其实无需特别处理。至于食物调理，个体差异很大，有人会喜欢酸辣刺激的重口味，有人则只能接受白米粥、咸菜、酱豆腐；比较一致，且有临床研究证据支持的是姜可以止呕、促进胃排空，改善孕吐；中医也认为姜具有暖胃散寒止呕的功效，提倡用于孕吐。可以采用生姜乌梅饮代茶，或者选择姜枣茶，也可以煮姜丝皮蛋瘦肉粥。

维生素 $B_1$ 和维生素 $B_6$、锌等营养素具有一定的缓解妊娠反应的作用，应该避免缺乏。富含这几种营养素的食物有：粮谷类、豆类、硬果、干酵母、动物的内脏如肝、肾、瘦肉蛋黄，有些蔬菜如芹菜和紫菜等都含有维生素 $B_1$；维生素 $B_6$ 在肉类、全谷类产品（特别是小麦）、蔬菜和坚果类中含量较高；锌的食物推荐也差不多，海产品含量尤其高。

如果妊娠反应程度非常严重，恶心伴有呕吐，体重快速减轻，不妨买些尿酮试纸检测观察，如果呈现较强阳性，就该到医院就诊，医学检测往往可以见到尿比重过高（反映机体脱水、有效循环容量不足）、尿酮体或血酮体显著升高（反映特别缺乏能量摄入，缺乏来自粮谷类的碳水化合物补充，造成体内脂肪动员，会出现代谢性酸中毒），采用静脉输注的方式补充一些葡萄糖、氨基酸、B 族维生素、电解质和水分，纠正已经出现的代谢性酸中毒，避免出现恶性循环。还有，医生可能会根据补液中含有的葡萄糖量同时用些胰岛素，别担心，这是很有价值的治疗。因为，胰岛素能促进葡萄糖进入细胞内，改善细胞内能源不足的状况、抑制脂肪动员和酮体的生成，纠正代谢性酸中毒，从而促进恶心、呕吐等相关临床症状的恢复，是治本的办法。

如果因为怀孕发生厌食、呕吐、进食不足，甚至出现体重快速减轻、尿少，一定及时就医，可千万别生扛。

## 68. 孕妈妈经常饿肚子对胎儿有影响吗

妊娠期营养门诊咨询时会发现有些孕妈妈妊娠期体重增加过少，孕妈妈表示，自己不感觉特别饿就不会按时间吃饭，什么时候饿急了才会吃一点；有的孕妈妈习惯晚睡晚起，接近中午才起床，所以每天只吃两餐。有的因为确诊为妊娠糖尿病，怕血糖高，所以很少吃主食，肉类，蔬菜会吃一些，所以经常饿着，尿里甚至出现了酮体——"饥饿 + 妊娠"这样的情况并不在少数。

妊娠期女性体重增加不足，这有可能造成胎儿营养不良或宫内发育迟缓，同样会严重地影响胎儿及婴幼儿的健康。著名的 DOHaD（developmental origins of health and disease，音译"都哈"），即"健康与疾病的发育起源"学说，就是观察到二战末期荷兰出生于战乱和饥荒年代的孩子未来健康状况不佳，发现宫内的营养不良会导致成年后肥胖、心血管疾病、糖尿病等高发。孕妈妈饿肚子，不光会导致能量不足，体重增长缓慢，还会造成蛋白质、铁、钙、维生素等关键营养素缺乏。这怎么能行！

孕妈妈不能饿，却又一吃就饱还特别容易饿，因此合理的进食规律是少量、多次、分餐，最好每天 6 餐——为减轻饥饿感及防止血糖偏低，可以在早餐和午餐之间、午餐和晚餐之间及睡前安排加餐。关注体重变化，追求合理增重。

## 69. 孕妈妈挑食对胎儿有影响吗

孕妈妈在孕早期由于早孕反应，会对某种食物过于偏爱；有时会恶心，呕吐以及没有食欲感和挑食。挑食、偏食的孕妈妈需要了解自己每天吃的食物是不是达到了食物种类多样营养均衡。如果是因为饮食不规律引起的挑食，应纠正这种不良的饮食习惯。再有妊娠期体内的激素水平发生变化，对味觉以及嗅觉产生了变化，也会引起孕妈妈挑食。尤其很多妈妈在孕早期，因为不能闻油烟味，不能闻奶味，不能吃鸡蛋，使优质蛋白质食物摄入过少，而进食过多的水果、碳酸饮料，导致孕中期体重增加过多过快，诱发妊娠贫血、妊娠糖尿病、缺钙等营养不良的情况。

孕妈妈首先要知道胎儿在孕早期已经开始生长发育，缺少蛋白质和微量营养素如铁、碘，均会影响孩子的大运动神经发育和智力发育。还会降低自己的抵抗力免疫力，易并发产褥感染；重度贫血时，可因心肌缺氧导致贫血性心脏病。另外，孕妈妈食物摄入得均衡，才会让孩子尽早适应环境，在出生后减少挑食偏食的情况，否则孩子挑食偏食严重，也会影响他们正常的生长发育。

挑食偏食重的孕妈妈，如果闻不了油烟味，可以清水煮万物，然后蘸着酱料汁（酱油、醋、香油、蚝油、小米辣、香菜）吃。不吃猪肉，可以吃些牛肉、羊肉，鱼虾一周吃 3 ~ 4 次；不喝奶的孕妈妈，可以喝酸奶、吃奶酪，补充优质蛋白质和钙；不吃鸡蛋的孕妈妈呢，不妨跟着做饭的手机软件变换下制作方法，不仅是单一的煮与煎。

## 70. 孕妈妈吃素如何补充营养

素食一般是指不食用肉类、禽类、海鲜及其副产品。素食人群根据避免动物制品程度的不同可分为几种：全素、蛋素、奶素、蛋奶素等人群。完全戒食动物性食物及其产品的为全素人群；不戒食蛋奶类及其相关产品的为蛋奶素人群。素食人群需要认真对待和设计膳食。如果膳食组成不合理，将会增加蛋白质、维生素 $B_{12}$、ω-3 多不饱和脂肪酸、铁、锌等营养素缺乏的风险。因此对素食人群的膳食提出科学指导很有必要。

选择素食的孕妈妈需定期进行营养状况监测，以尽早发现其潜在的营养问题从而及时调整饮食结构。比如，如何保证素食人群蛋白质的摄入量？蛋白质除了按照动物蛋白和非动物蛋白区分以外，还有一种分法就是优质蛋白质和非优质蛋白质。动物蛋白通常属于优质蛋白质，植物蛋白除了大豆蛋白以外通常属于非优质蛋白，因此可以通过补充含有大豆蛋白的黄豆、黑豆和豆制品来补充优质蛋白，另外通过粮食、杂豆和全谷物这些来补充非优质蛋白。

在妊娠期不同的阶段，对于营养的需求会有所不同，大多是孕周越大，需要的营养素越多。比如总热量、蛋白质、叶酸、维生素 B、铁、碘等。这方面的知识可以参考最新的《中国孕期妇女膳食指南》（2016 版）。并且最好到医院咨询营养师，制定一份个性化的饮食建议，保证营养均衡。

## 71. 妊娠期营养素缺乏，值得关注吗

很多产科医生都对妊娠期营养素缺乏不以为然，因为大家都很难直接从中看出对母体和胎儿的病理性后果。比如，妊娠期很容易发生铁缺乏，几乎无一例外，但是只有不到 20% 的孕妈妈发生贫血，就算是贫血了，很多孕妈妈也能顺利产子，似乎缺不缺的，影响不大啊。类似的情形还有维生素 D，成人维生素 D 缺乏的发生率一直都在 70% ~ 90%，妊娠期更是普遍和严重，好像也没把咱中华民族怎么着啊。那是不是搞营养的人在刷存在感，耸人听闻呢？

真是冤枉啊！因为营养缺乏、营养失衡对健康的影响是潜在的，通常也是可逆的，不过在妊娠期，这种影响会被放大，表现在子代未来的健康、智力、生存质量方面，也表现在母体近、远期的健康受损上。比如，铁缺乏，那么血清铁蛋白水平就会下降，持续处于铁耗竭状态，骨髓中新生的红细胞中装配的铁减少，才会发生缺铁性红细胞生成和后续的临床可识别贫血。好像只有到这一步，医生们担心的缺血、缺氧、胎儿生长发育迟缓、孕妈妈心慌乏力头晕等表现才会发生。然而，从血清铁蛋白水平降低开始，胎儿的神经系统发育、神经细胞髓鞘化过程就已经受到了影响，因为铁蛋白本身它是个具有维持少突胶质细胞活性的功能蛋白，不可或缺。但仅限于这一水平的影响，可能要等到孩子出生后，出现专注力差、学习能力弱，家长才会纳闷，这孩子到底随谁呢？我和孩子他妈都是"985"出身的呀！

每一个必需营养素都是人类经受血泪教训才逐步发现和认知的，都是我们惹不起的狠角色。特别是在妊娠期这个繁衍子嗣最为关键的阶段，更是该一一管理好它们，缺乏或失衡都不可以。

## 72. 妊娠期特别容易缺乏的微量营养素有哪些

妊娠期有几种营养素特别容易出问题，有的是本来就缺乏。但妊娠期特别不能容忍其缺乏，那么我们就一起来看看它们都是谁。

（1）维生素 D。促进钙、磷吸收，直接影响骨骼发育（母胎），并可影响到胎盘、蜕膜、免疫细胞的功能调节，非妊娠期和妊娠期缺乏都非常常见。

（2）叶酸。甲基转运过程的辅酶，每个细胞的诞生，每一次核转录合成

DNA、RNA、蛋白质啥的，都离不开它的参与。叶酸缺乏在全国，特别是北方地区一直是个问题，因为叶菜吃的太少。妊娠期叶酸缺乏会带来胎儿神经管缺陷的严重后果。叶酸盲目补充造成未代谢叶酸过多，是问题的另一个方面。

（3）铁。育龄女性是铁缺乏的重点高发人群，主要受月经失血影响，也与饮食质量有关。妊娠期铁缺乏只会加剧，毕竟血容量最终会扩增40%，加之胎儿所需，对铁原料的需求激增啊。

（4）锌。妊娠期母体要帮助胎儿构建一个锌库—锌装载于多种功能蛋白质（如 DNA 聚合酶、超氧化物歧化酶等百余种）中，对含锌蛋白的生物活性发挥决定性影响。所以母体进入孕中晚期普遍会发生自身锌的耗竭，表现为血清水平低。

（5）维生素 A。维生素 A 的缺乏常见于孕中晚期，随着孕程而加剧。非妊娠期并不是困扰育龄女性健康的突出问题，不过在素食者、脂肪摄入不足或吸收不良的人身上也可以见到。

（6）维生素 $B_{12}$。维生素 $B_{12}$ 与叶酸的生理功能协同，同等重要，但常常被忽视。有些个体存在对维生素 $B_{12}$ 的吸收障碍以致缺乏，并因此反复发生不良妊娠结局。通常，维生素 $B_{12}$ 缺乏会随着孕程进展逐渐凸显。

（7）钙。钙摄入不足好像不单单是妊娠期的事，妊娠期钙需要量会越来越高，所以缺乏的问题也会越来越成问题。

（8）碘。因为国土普遍缺碘，所以国家对食盐加碘，妊娠期碘需要量翻倍了，所以碘缺乏在妊娠期光靠吃碘盐是解决不了的。

## 73. 妊娠期常见的营养缺乏病有哪些

虽然，妊娠期由于缺乏营养素而真正导致疾病的占比不高，但也要引起足够的重视。因为但凡够得上临床诊断的标准，就已经是会干扰妊娠结局的大问题了。为防患于未然，孕妈妈们必须要了解一下妊娠期常见的几种营养缺乏病：

（1）缺铁性贫血。妊娠贫血以缺铁性贫血为主，在妊娠末期患病率最高。主要原因是膳食铁摄入不足；以植物性食物为主的孕妈妈，来源于植物性食物的膳食铁吸收利用率差；母体和胎儿对铁的需要量增加；某些其他因素引起的失血等。

（2）巨幼细胞贫血。缺乏叶酸、维生素 $B_{12}$ 均可引起的巨幼细胞贫血。维

生素 $B_{12}$ 在妊娠期扮演极重要的角色，可以促进红细胞的发育和成熟，使机体造血功能处于正常状态，还能提高叶酸利用率，对细胞尤其是脑细胞的发育和成熟尤为重要。妊娠期妈妈的消化吸收功能增强，需要量增加，一旦含量不够会发生巨幼细胞贫血，还会影响宝宝神经系统的发育。

（3）骨质软化症。因为妊娠期对维生素 D 的需要量增加，这一时期缺乏维生素 D 与孕妈妈骨质软化症及新生儿低钙血症和手足搐搦有关；但过量也可导致婴儿发生高钙血症、维生素 D 中毒。

（4）胎儿生长发育迟缓。由于蛋白质食物摄入不足而引起的胎儿生长发育迟缓。因此孕妈妈必须摄入足够数量的蛋白质以满足自身及胎儿生长发育的需要。足月胎儿体内含蛋白质 400 ～ 800 g，加上胎盘及孕妈妈自身有关组织增长的需要，共需蛋白质约 900 g，这些蛋白质需不断从食物中获得。优质蛋白质食物包括鱼肉禽蛋奶、大豆及大豆制品。

（5）先天性畸形。孕早期妈妈因某些微量元素、维生素摄入不足或摄入过量，常可导致各种各样的先天畸形儿。从备孕前 3 个月到妊娠 3 个月是补充叶酸的关键时期，缺乏可导致神经管缺陷；而孕中晚期叶酸缺乏会引起红细胞减少而导致贫血，胎儿会因母亲叶酸缺乏而影响发育。孕早期增加维生素 A 摄入应注意不要过量，因为大剂量维生素 A 也可能导致自发性流产和胎儿先天畸形。

（6）亚临床甲状腺机能减退。甲状腺功能不足，说明不能按照身体需求分泌足够的甲状腺素了，这可能是因为甲状腺素合成原料——碘缺乏造成的。母体甲功不足，还可能造成子代受累，发生先天性克汀病，又称呆小病。

## 74. 营养素补充剂该不该成为妊娠期的标配

我国法规没有定义营养补充剂或者膳食补充剂，国外倒是有这么个说法，指补充膳食的产品，它可能含有一种或多种如下膳食成分：维生素、矿物质、草本或其他植物浓缩物或提取物、氨基酸、脂肪酸等，用以增加每天总摄入量来补充膳食不足，产品形式有丸剂、胶囊、片剂或液体剂型。国外一般对此类产品的管理是实行备案制，相对国内要宽松不少。所以来自海外的妊娠期适用膳食补充剂是林林总总、五花八门，配方、剂型更新快，简直是目不暇接。此类产品，正式进入国内主流市场的品牌和品种并不多，但是国门开放之后，跨境电商让我们可以方便获得世界各地的物资，这么一来如何选择成了国人必须学习和面对的事情了。

常见到的妊娠期膳食补充剂多是大型跨国制药企业的产品系列，可谓出身名门。不过，如果细加比较，就会发现具体到所含营养素品种以及每一种营养素的含量不同产品可能有很大不同，同一品牌的妊娠期营养补充剂为遵循销售地法规在配方上也会有很大差异。比如，我国膳食营养素推荐摄入量标准中建议碘的妊娠期需要量是 230 μg/d，而因中国食盐实行碘强化措施，所以国内的妊娠期营养素补充剂配方通常并不含碘，而海外的产品通常含碘，日剂量范围 150 ~ 250 μg。那么是不是中国人用国外的含碘膳食补充剂就会造成碘摄入过多呢？还是可以配合改为用无碘盐呢？如此情况，几乎涉及每一种营养素，没有哪两个产品的配方是完全相同的。

笔者想说的是，在没有条件明确判断自身营养素水平时，选择妊娠期基础配方，并且最好经常更换品牌和产品。如果有条件，比如寻到了可以进行营养水平评价的医生，记得告知你手头的营养制剂成分，然后明确了解自身营养状况（当然这并不容易），再请医生据此为您推荐一下合适的制剂，通常不会是一个产品一直用到底，就好像老中医开方子，要不断增减调整才对。另外，提醒一句，如果一个医生只与你讨论营养补充剂的使用，并不关心你的饮食情况，那恐怕不妥，记得要主动提供饮食记录或图片，让他能够全面把握你的营养来源，找到最优的解决之道，营养补充剂并非万能。

## 75. 妊娠期真的需要大量补充维生素和矿物质吗

所谓大量补充，笔者想是两个意思，一指剂量，于某一种营养素而言，超过膳食推荐量标准，甚至超过营养学界认为的可耐受最高量的补充方式，可以算得上是"大量"；二指种类，不论自身缺与不缺，营养素都一股脑吃上，这也叫"大量"。听上去，无论哪一个"大量"好像都不值得肯定，都是错的。

维生素和矿物质对调节机体的代谢有重要作用，妊娠期这些营养物质的需要量比日常有所增加，比如叶酸，由非妊娠期每天需要 400 μg DFE（DFE，是指膳食叶酸相当量，通常制剂叶酸 1 μg=1.7 μg DFE）提高到 600 μg DFE，50% 的增幅，对矿物质碘的需要量则几乎翻倍。担心缺乏嘛，就会想到走一走捷径。说它是捷径，因为妊娠期提倡优先选择食物补充营养，毕竟我们无法真正模拟营养素在自然食物中、在混合膳食中的协同存在和相互作用，一味依靠制剂往往是行不通的。特别是早孕时期，胎儿器官发育最为活跃的阶段，若此阶段服用过量的维生素，对胎儿造成的危害最大。如长期大量服用维生素 C 会导致流产；大量服用维生素 A 可导致婴儿骨骼畸形、泌尿生殖系统缺损以及硬腭豁裂；过多服用维生素 D 会导致胎儿的大动脉和牙齿发育出现问题；服用维生素 E 过多会使胎儿大脑发育异常；过多服用维生素 $B_6$，会导致胎儿对维生素 $B_6$ 依赖，出生后易出现兴奋、哭闹不安、易受惊、眼珠颤动等症状；服用过多的叶酸也会影响体内锌的代谢而造成锌缺乏，致使胎儿发育迟缓。

对于妊娠期选择用营养素制剂来弥补营养欠缺，笔者的态度是积极的，在笔者门诊这是常用的手段，但前提是通过膳食评估、身体营养水平的检测，发现问题一时无法用膳食调整来解决时，才会为孕妈妈选择处方营养素制剂。常用的制剂有铁、钙、维生素 A、维生素 D、叶酸、维生素 $B_{12}$、维生素 C、锌、碘、DHA、蛋白粉、膳食纤维，以及不同配方的多维片。这可是笔者作为一个临床营养医生保护孕妈妈免受营养缺乏影响的武器啊。

妊娠期往往离不开营养素制剂的帮助，更离不开的是会运用营养制剂的专业人员，盲目补充不可取。

## 76. 孕妈妈可以吃益生菌吗

答案是肯定的。目前，已有近万篇公开发表的学术论文对不同益生菌菌株的各种功能进行了研究，已证实益生菌的核心功能是改善人体胃肠道健康，如平衡肠道菌群、缓解肠道炎症、缓解肠易激综合征等。世界胃肠病学组织（World Gastroenterology Organisation，WGO）在 2011 年指出益生菌在缓解腹泻、便秘等方面的功效有着"强有力的证据"。目前的研究还表明，妊娠期肠道菌群改变可影响机体各类物质合成与代谢，改变孕妈妈体重、血压、血糖、血脂等生理指标，进而导致某些妊娠并发症的发生。因此，对妊娠女性肠道菌群进行针对性干预（如提高肠道益生菌的丰度）可能有利于改善不良妊娠结局，目前我国市场上使用的益生菌安全性已得国际认证，对于孕妈妈来说也是安全的。益生菌的 3 个核心特征是：①足够数量；②活菌状态；③有益健康。

益生菌对健康的作用具有个体差异性，不存在一种"万能"的益生菌菌株适用于每个人和所有健康状况的改善。目前，我国已获批的益生菌类保健食品的功能主要集中在增强免疫力和调节肠道菌群，常见产品形式包括粉剂、胶囊、片剂等。在选择时可通过阅读产品标签或说明书了解其功能，选购适合自己的产品。冲调益生菌类保健食品的水温不宜超过40℃，与人体正常体温相近最佳，避免益生菌受热失活引起活性降低或丧失，从而影响其保健功能。益生菌服用时间最好是早饭前或早饭时，因为早晨胃酸比较低，有利于益生菌顺利到达肠道定植，另外益生菌也要达到足够数量。

## 77. 孕妈妈蛋白质缺乏的表现是什么

蛋白质是构成人体骨骼肌的重要成分，在生命活动中起着关键作用，人体代谢需要的酶，提高人体防御能力的抗体，运送氧气的血红蛋白等都是蛋白质。孕妈妈在妊娠期，胎儿、胎盘、子宫和乳房的增长都需要合成额外的蛋白质，妊娠期蛋白质营养是否充足受两个方面的影响，一是孕前存在蛋白质不足，二是妊娠期未增加足够的蛋白质以满足胎儿生长发育的需要。

蛋白质缺乏早期症状比较隐匿，蛋白质缺乏的实验室指标一般正常或处在正常的下限临界值附近，一般在做饮食调查时发现蛋白质摄入不足，或者在进行人体成分分析时发现骨骼肌减少。此时身体多无不适症状，此类孕妈妈平时多不活动，或一活动就容易累。也有部分人群表现出消化功能差，贫血，免疫力低下，反复感染等症状，主要受蛋白质缺乏的程度和自身的身体情况影响。妊娠期蛋白质缺乏的明显症状多在孕中晚期，此时蛋白质的需要增加，进一步加剧了蛋白质缺乏的程度，白蛋白、总蛋白等指标明显下降，出现低蛋白血症，表现为疲乏、无力、不爱活动，体力下降，反应渐趋迟钝，记忆力衰退；多伴有轻、中度贫血等；不少蛋白质缺乏的孕妈妈体重呈现不合理的增长，胎儿与实际孕周不符合，有的表现为体重增长不足，多数表现为体重增长过多，经常有饥饿感，爱吃主食和水果，心理和身体上排斥蛋白质类丰富的食物。另外，孕妈妈缺乏蛋白质容易导致流产，影响胎宝宝脑细胞发育，对中枢神经系统的发育产生不良影响，使胎宝宝出生后发育迟缓、体重过轻，甚至影响胎宝宝智力。

## 78. 孕妈妈蛋白质缺乏的饮食建议

正常成年女性蛋白质的推荐摄入量为 55 g/d，也可根据体重计算蛋白质量——1 g/（kg·d），孕中、晚期每天蛋白质的推荐摄入量分别增加 15 g、30 g。食物中的蛋白质来源可分为植物性食物和动物性食物来源，肉、鱼、蛋、奶等动物蛋白以及大豆蛋白的氨基酸组成与人体必需氨基酸模式较接近，所含的必需氨基酸在体内的利用率较高，被称为优质蛋白质。

为提高蛋白质的利用，应保证摄入一定数量的优质蛋白质，动物性蛋白质和大豆蛋白质最好能达到膳食蛋白质总量至少一半。两种或两种以上食物蛋白质混合食用时，其中所含有的必需氨基酸可取长补短，相互补充，达到较好的比例，从而提高蛋白质利用率，称为蛋白质互补作用。每天的饮食中保证有多种蛋白质来源的食物。若饮食中蛋白质不能满足身体需要了，可以适当补充蛋白质粉。

表 2-1　常见食物蛋白质每 100 g 含量表

单位：g

| 名称 | 含量 | 名称 | 含量 | 名称 | 含量 |
| --- | --- | --- | --- | --- | --- |
| 面粉 | 11.2 | 河虾 | 16.4 | 猪肉（瘦） | 20.3 |
| 燕麦片 | 15.0 | 鱿鱼 | 17.4 | 牛肉（精瘦） | 21.3 |
| 普通面包 | 8.3 | 鸡蛋 | 13.3 | 鸡肉 | 19.3 |
| 馒头 | 7.0 | 牛奶 | 3.0 | 鸭肉 | 11.5 |
| 草鱼 | 16.6 | 酸奶 | 2.5 | 苹果 | 0.2 |
| 鲈鱼 | 18.8 | 猪肉（肥瘦） | 13.2 | 菜花 | 2.1 |

## 79. 孕妈妈维生素 A 缺乏有哪些表现

维生素 A 缺乏，病变会累及视网膜、上皮、骨骼等组织，破坏造血、免疫、生殖功能。早期表现为暗适应能力下降（障碍）、夜盲，眼干燥症，皮肤干燥，脱屑、粗糙呈鱼鳞状，主要临床表现：

（1）眼部症状。维生素 A 缺乏最早出现的临床症状是眼部症状，患者常感到眼部不适，发干，有灼烧感，常怕光、流泪，经常眨眼间，维生素 A 缺乏时间久容易出现毕脱斑，维生素 A 缺乏严重时，眼部干燥进一步加重，角膜干燥、角化、无光泽，发生角膜软化；暗适应能力下降也是常见的维生素 A 缺乏的表现，进入光线较暗的缓解后需要适应一段时间才能看清楚东西。

（2）皮肤症状。主要表现为皮肤干燥、脱屑、粗糙、毛囊现角化性丘疹，皮脂腺减少，皮肤干燥并有皱纹。

（3）骨骼系统症状。可导致细胞数量减少，骨骼硬组织和软组织均受影响。

（4）胚胎发育不良。维生素 A 缺乏容易早产，影响脑部发育，妊娠期严重缺乏维生素 A 可引起新生儿角膜软化。

（5）免疫功能下降。维生素 A 缺乏不仅影响眼、呼吸道、胃肠道及泌尿生殖道黏膜，上皮细胞的完整性受到破坏，而且会使局部分泌性 IgA 水平下降，破坏机体免疫的第一道防线。

（6）缺铁性贫血。维生素 A 能使铁正常地被红细胞摄取和利用，促进红细胞的生成，维生素 A 缺乏引起的贫血和缺铁性贫血相似。

## 80. 孕妈妈维生素 A 缺乏的饮食建议有哪些

孕早期维生素 A 的推荐摄入量同孕前，为 700 μg RAE/d，孕妈妈从孕中期开始饮食中维生素 A 摄入量就应该增加，孕中晚期应再增加 70 μg RAE/d，达到 770 μg RAE/d，最大可耐受量 3 000 μg/d，维生素 A 的安全摄入量范围较小，大量摄入有明显的毒性作用，孕妈妈维生素 A 的摄入量相关的风险主要为孕早期过量摄入维生素 A 导致的致畸风险。膳食维生素 A 有两种形式，一种是动物性食物中含有的视黄醇及其代谢物，另一种是存在于有色植物中的类胡萝卜素，又称维生素 A 的前体物质，可以转化成维生素 A，1 个单位维生素 A 相当于 6 单位的胡萝卜素。维生素 A 缺乏的孕妈妈应增加富含维生素 A 食物的摄入，可以多增加动物性食物的量，如动物内脏（其中以肝脏的含量最高）、鱼肝油、鱼卵、鱼类、蛋类、肉类、禽类、奶类及其制品等。若孕妈妈饮食偏素或者纯素，动物性食物吃的少，应多吃富含类胡萝卜素的植物性食物，主要是深绿色或红橙黄色的蔬菜或水果，如西蓝花、菠菜、空心菜、芹菜叶、豌豆、胡萝卜、荠菜、西红柿、辣椒、芒果、杏子、柿子等。孕妈妈最好养成不挑食、不偏食的良好饮食习惯。除饮食来源外，也可使用维生素 A 补充剂，但不可用量过大，避免引起中毒，应在医生的指导下使用。β－胡萝卜素是维生素 A 的安全来源。

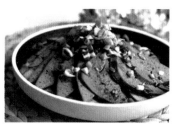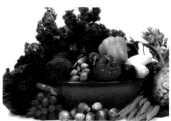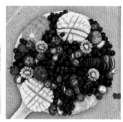

## 81. 维生素 D 缺乏对骨骼有哪些影响

维生素 D 缺乏会导致肠道吸收钙、磷减少，肾小管对钙和磷的重吸收减少，影响骨骼钙化，造成骨骼和牙齿矿化异常。维生素 D 缺乏在我国比较常见，对骨骼的影响主要表现为以下症状：

（1）婴幼儿出现"X"形或"O"形腿、胸骨外凸，肋骨与肋软骨连接处形成"肋骨串珠"。囟门闭合延迟、骨盆变窄和脊柱侧弯。牙齿方面，出牙推迟，恒齿稀疏、凹陷，容易发生龋齿。

（2）成人容易发生骨质软化症，骨质软化，容易变形，孕妈妈骨盆变形，严重者可导致难产。

（3）缺乏维生素 D 导致钙吸收不足，可引起手足痉挛症，主要表现为肌肉痉挛、小腿抽筋、惊厥等。

（4）肌肉无力，身体伴有疼痛感。发病初期骨痛常表现在腰背和下肢，部位不固定，活动时加重；肌肉无力常表现在上楼梯或从座位起立时吃力，病情加剧时行走困难；若骨痛和肌无力同时存在走路成"企鹅"步态。

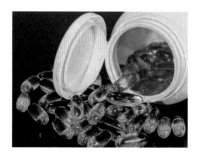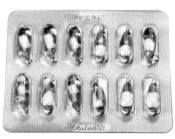

另外，多种胎儿或儿童疾病的发生都与妊娠期维生素 D 缺乏有关，如软骨病或佝偻病、口腔疾病、糖尿病、自身免疫性疾病、皮肤病、哮喘或变应性鼻炎等。

## 82. 孕妈妈维生素 D 缺乏除了不利于骨骼，还有哪些表现

妊娠期维生素 D 缺乏是目前关注的热点话题，妊娠期间，孕妈妈体内激素水平及代谢状况的改变，再加上胎儿的生长使维生素 D 的需求增高，而维生素 D 的食物来源有限，使妊娠期维生素 D 缺乏更常见。孕妈妈维生素 D 缺乏除了不利于骨骼，还有以下几个主要表现：

（1）维生素 D 可以影响胰岛 β 细胞的生理功能，从而影响胰岛素的分泌。孕妈妈维生素 D 缺乏与妊娠糖尿病的发生相关。

（2）孕妈妈维生素 D 缺乏或不足时，阴道微生态发生改变，条件病原体趁机生长，引起生殖道感染，进而增加胎膜组织的脆性，导致胎膜过早破裂。胎膜早破不仅引起孕妈妈感染、胎盘早剥、剖宫产率的升高，而且是新生儿早产的原因之一。

（3）研究发现，血清维生素 D 不足或缺乏与高血压疾病紧密相关，维生素 D 缺乏越严重，发生子痫前期的风险越高。

（4）维生素 D 具有调节免疫作用。孕妈妈维生素 D 缺乏或不足会加重机体的体液免疫功能障碍。

（5）维生素 D 缺乏时，机体抵抗力下降，生殖道抗菌能力下降，细菌性阴道病的发生率明显升高。

（6）维生素 D 缺乏对母体本身的伤害还表现在可能与妊娠糖尿病、子痫前期、妊娠贫血、心脑血管疾病相关。

（7）研究发现，维生素 D 缺乏与精神心理疾病的发生关系密切，是产后抑郁的重要原因。

## 83. 孕妈妈该补多少维生素 D

经常有效暴露皮肤晒太阳是补充维生素 D 的主要途径。天然食物的维生素 D 含量有限，富含脂肪的海鱼、肝脏、蛋黄等维生素 D 含量相对较高。维生素

D 强化食品及鱼肝油是常见的食补途径。若要达到理想的维生素 D 血清浓度（＞30 ng/mL），可能需要服用维生素 D 补充剂。

目前常见的维生素 D 补充剂主要有维生素 $D_2$、维生素 $D_3$。维生素 $D_3$ 提高血清维生素 D 浓度的效果优于维生素 $D_2$，建议首选维生素 $D_3$，补充微量的活性维生素 D [1, 25$(OH)_2$D 或 25$(OH)D_3$] 药物不能提升机体的维生素 D 水平，仅可供每天所需的活性维生素 D 消耗，亦无助于提高胎儿的维生素 D 储备。补充维生素 D 因可避免妊娠期维生素 D 缺乏和预防不良妊娠结局，所以受到广泛认可。

不同国家孕妈妈补充维生素 D 的推荐剂量不同。我国不同组织对孕妈妈补充维生素 D 的推荐剂量也不尽相同：全国佝偻病防治科研协作组和中国优生科学协会小儿营养专业委员会在《维生素 D 缺乏及维生素 D 缺乏性佝偻病防治建议》一文中推荐妊娠后 3 个月补充 800 ～ 1 000 IU/d；中华医学会骨质疏松和骨矿盐疾病分会则在《维生素 D 及其类似物临床应用共识》一文中建议妊娠和哺乳期妇女补充 1 500 ～ 2 000 IU/d，有维生素 D 缺乏高风险者可耐受高限为 10 000 IU/d；中国营养学会在《中国居民膳食营养素参考摄入量》（2013 版）一书中推荐孕妈妈补充 400 IU/d，可耐受高限为 2 000 IU/d。

维生素 D 的安全剂量范围较宽，维生素 D 中毒的报道罕见，一般血清 25 羟维生素 D ＜ 250 nmol/L（100 ng/mL）是安全的。维生素 D 长期补充高于 30 000 ～ 50 000 IU/d 才可能中毒。维生素 D 补充效果受个体特征、维生素 D 基线水平、维生素 D 剂型、环境等多种因素影响，推荐孕妈妈进行个性化干预，定期监测和调整临床治疗方案，以便更好地改善孕妈妈维生素 D 的营养状况及妊娠结局，保障孕妈妈和婴儿的健康。

## 84. 妊娠期维生素 D 缺乏靠食补可以吗

人体维生素 D 主要通过皮肤接受紫外线照射合成或从饮食中获得，膳食维生素 D 占人体维生素 D 来源的 20% ～ 30%。

大多数天然食物中维生素 D 含量低，仅靠天然食物很难获得充足的维生素 D，当前有许多国家在常用食物中进行维生素 $D_2$ 或维生素 $D_3$ 的强化，如牛奶和奶制品、豆奶、酸奶、早餐麦片等。

一般动物性食物中，含脂肪高的海鱼（虹鳟鱼、大马哈鱼等）、动物肝脏、蛋黄和奶油中有相对较多的维生素 $D_3$。而植物性食物如蘑菇，蕈类含有维生素 $D_2$。牛乳和人乳的维生素 D 含量较低，蔬菜、谷物和水果中几乎不含维生素 D。妊娠期维生素 D 的推荐摄入量同孕前，均为 10 μg/d，也即是 400 IU/d，最大可耐受量 50 μg/d（2 000 IU/d）。因此想从食物中获得较多的维生素 D 需要多吃维生素 D 含量高的海鱼及维生素 D 强化食品。因仅靠天然食物不能满足人体对维生素 D 的需求，若没有使用强化维生素 D 的食品，且阳光暴露不足，就有必要使用维生素 D 制剂进行补充。

表 2-2　某些动物性食品中维生素 $D_3$ 的含量

单位：IU/100 g

| 食物 | 含量 | 食物 | 含量 | 食物 | 含量 |
| --- | --- | --- | --- | --- | --- |
| 黄油 | 35 | 鲱鱼（罐头） | 330 | 羊奶 | 0.3 ~ 4 |
| 干酪 | 12 | 鲭鱼 | 120 | 人奶 | 0 ~ 10 |
| 奶油 | 50 | 沙丁鱼 | 1 500 | 牛肉 | 13 |
| 蛋类 | 28 | 小虾 | 150 | 猪肉 | 84 |
| 鳕鱼 | 85 | 鸡肝 | 50 ~ 65 | 禽类 | 80 |
| 鳕鱼肝油 | 10 000 | 猪肝 | 40 | 家禽 | 900 |

## 85. 妊娠期靠晒太阳，可以补够维生素 D 吗

人体维生素 D 主要是通过由皮肤接受紫外线照射而合成或从膳食中获得，相比膳食获取，日光照射是获取维生素 D 的主要来源，占自然状态下体内维生素 D 来源的 70% ~ 80%。人体的表皮和真皮内含有 7- 脱氧胆固醇，经阳光或紫外线照射后形成前维生素 $D_3$。研究表明，1cm$^2$ 皮肤经中等强度阳光照射 10 分钟可产生 1 IU 的维生素 D。

目前，维生素 D 的缺乏比较普遍，而日照不足是维生素 D 缺乏的主要原因，流行病学调查资料显示，维生素 D 缺乏型佝偻病的发病率在纬度高的地区高于纬度低的地区；人口稠密的城市显著高于农村；寒冷多雾的冬春季多于阳光明媚的夏秋季；户外活动少的人群高于户外活动多的人群。是否获得所需日光照射量是人体合成维生素 D 的关键，这主要取决于皮肤暴露的面积、肤色、年龄及日光中紫外线的强度。

澳大利亚一项研究发现，在塔斯美尼亚（南纬41°~43°）夏季中午10：00~14：00暴露手部、面部、胳膊需照射7~9分钟，冬季40~47分钟能使人体产生1000 IU的维生素D。这个纬度和日照情况与华北和东北地区颇为接近，不过相信在华北乃至东北地区一年四季能如此享受日光浴的孕妈妈真的不多，毕竟正值芳华的女子更在意的还是白皙均匀的肤色和水嫩的肤质。

影响日光照射的环境因素较多，如季节、气候、空气污染、时间、纬度等，同时皮肤色素沉着（肤色越深越不利于皮肤合成维生素D）、防晒霜、衣着等亦明显影响维生素D的合成，生活方式的改变如以室内活动为主等，也会进一步减少内源性维生素D的合成。

当然，过度日光照射会带来一些负面影响，如皮肤老化甚至皮肤癌变风险可能增加，就算是为了补充维生素D，也要合理安排日照时间和户外活动，避免日光暴晒。

## 86. 妊娠期缺乏维生素E的表现有哪些

维生素E在自然界分布广泛，一般情况不会发生缺乏，孕妈妈作为特殊群体，维生素E需求增加。若存在胆汁淤积性肝病、胰腺功能不全、慢性腹泻或其他导致脂肪吸收不良的疾病，以及摄入脂类不足，出现蛋白–能量营养不良，容易伴随维生素E缺乏的问题。妊娠期维生素E缺乏主要有以下表现：

（1）维生素E可刺激性激素的释放，增加孕妈妈体内雌激素的分泌，防止流产。维生素E缺乏常表现为先兆流产，甚至胚胎死亡。

（2）胎儿体内维生素E含量低，消化器官不成熟，容易发生维生素E缺乏，导致溶血性贫血。

（3）失去维生素E抗脂质过氧化的防护作用，会导致人体线粒体能量产生下降、DNA氧化与突变以及质膜正常运转功能改变，尤其是暴露在氧化剂的应激状态下，容易发生细胞损伤和坏死。

（4）维生素E缺乏主要影响脊索后柱，第三和第四脑神经核、周围神经的大髓鞘轴突管、脑干的细长核，最后是肌肉和视网膜，会引起深层腱反射丧失、震颤和位感受损、平衡与协调改变、眼肌麻痹、肌肉软弱和视野障碍。

## 87. 孕妈妈缺乏维生素 E 的饮食建议有哪些

我国维生素 E 的妊娠期参考摄入量与成年人相同，均为 14 mg α-TE/d，最高可耐受量为 700 mg α-TE/d。若饮食中不饱和脂肪酸摄入过多、服用避孕药及阿司匹林，则维生素 E 的需要量增加。

维生素 E 又称生育酚，包括 α-生育酚和三烯生育酚，其中 α-生育酚分布最广、含量最丰富、活性最高，其只在包括高等植物在内的光合作用生物中合成。所有高等植物的叶子和其他绿色部分都含有维生素 E，种子中含量最多，一般绿色植物中的维生素 E 含量高于黄色植物，比如绿莴苣叶及柑橘皮的维生素 E 含量丰富。日常食用的植物油是饮食中维生素 E 的主要来源，膳食中维生素 E 的含量取决于所选择的植物油，橄榄油、小麦胚芽油和葵花籽油中维生素 E 含量和活性较高，而玉米油、大豆油维生素 E 的活性较低。另外，大米、燕麦和米糠中维生素 E 含量也较高，但活性不是特别高。坚果也是维生素 E 的优质来源，蛋类、鸡（鸭）胗中也含有一定量的维生素 E，但水果、其他蔬菜和动物性食物（肉、鱼类）维生素 E 含量极少。

一般饮食均衡的个体维生素 E 缺乏并不多见。食物中的维生素 E 在储存和烹饪过程中都会有损失，如面粉漂白，食物加热等。

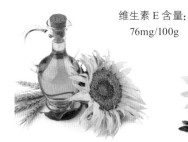
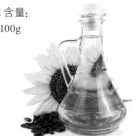
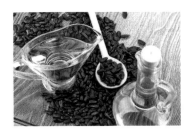

维生素 E 含量：
76mg/100g

## 88. 吃维生素 $B_6$ 治疗早孕反应要注意些什么

许多刚受孕的准妈妈，食欲减退，并感到轻度恶心、呕吐等早孕反应。临床上常用维生素 $B_6$ 辅助治疗早孕反应，也有使用维生素 $B_6$、维生素 $B_{12}$ 和叶酸预防妊娠高血压。

维生素 $B_6$ 的毒性相对较低，从食物中摄入的维生素 $B_6$ 通常不会引起不良反应，但是长期大量服用维生素 $B_6$ 补充剂容易引起血小板聚集和血栓形成，可出现头痛、恶心、低血糖、血栓性静脉炎等症状。

维生素 $B_6$ 对孕妈妈、胎儿具备一定的安全性，但是孕妈妈不应将维生素 $B_6$ 当作常规的"止吐药"服用，因为长时间服用会导致胎儿"依赖"维生素 $B_6$。胎儿出生后容易出现不良反应，如眼球颤动、容易受惊、不安、哭闹、兴奋等，严重者还会发生惊厥。含有维生素 $B_6$ 较丰富的食物主要有干果和鱼肉、禽肉等，水果和蔬菜中维生素 $B_6$ 含量相对较低。值得注意的是，维生素 $B_6$ 在谷物中主要集中在胚芽和糊粉层，精细加工可致其损失严重，所以建议孕妈妈饮食粗细搭配为好。

根据美国妇产科医师学会《妊娠期恶心呕吐指南》（2018 版）的推荐，如通过维生素补充剂来改善早期妊娠反应，维生素 $B_6$ 在治疗过程中使用量为 $10 \sim 25$ mg，口服，$3 \sim 4$ 次 /d。

## 89. 妊娠期缺乏维生素 $B_{12}$ 的表现有哪些

维生素 $B_{12}$ 缺乏可影响叶酸代谢，抑制四氢叶酸的合成，影响 DNA 的合成、细胞分裂，这种情况常发生在素食、吸收不良的人群中，主要有以下表现：

（1）出现巨幼红细胞贫血。维生素 $B_{12}$ 缺乏一般起病较慢，皮肤、黏膜苍白而无自觉症状，逐渐发生贫血、皮肤与黏膜明显苍白、乏力、易倦、头昏、劳动后心悸气短，也可发生恶心、厌食甚至呕吐、腹泻，并有反复发作的舌炎、舌面光滑、舌乳头萎缩及味觉消失，孕早期维生素 $B_{12}$ 缺乏的表现易与早孕反应混淆。

（2）出现造血系统异常表现。机体红细胞寿命短，可有轻度黄疸，眼结膜、口唇、指甲等处明显苍白。头发细、黄而稀疏。面部稍显水肿，常伴有感染及出血表现，免疫力低下。

（3）出现神经精神症状。出现精神抑郁，记忆力下降，手足对称性麻木，感觉障碍，共济失调，步态不稳，行走困难；味觉、嗅觉、触觉、痛觉均可有障碍。

（4）导致高同型半胱氨酸血症。饮食中维生素 $B_2$、维生素 $B_6$、叶酸和维生素 $B_{12}$ 摄入不足，导致其中一种或多种的缺乏，均可引起高同型半胱氨酸血症。

（5）导致生育与出生缺陷。妊娠期维生素 $B_{12}$ 缺乏可能导致新生儿维生素 $B_{12}$ 缺乏，严重损害神经系统发育，表现为生长迟缓和神经系统缺陷。维生素 $B_{12}$ 缺乏也是神经管缺陷和妊娠期流产的独立危险因素。

## 90. 妊娠期缺乏维生素 $B_{12}$ 吃什么食物可以补

妊娠期维生素 $B_{12}$ 的推荐摄入量（RNI）为 2.9 μg/d，目前缺乏过量维生素 $B_{12}$ 引起人体有害作用的报道，我国目前也尚未制定维生素 $B_{12}$ 的最大可耐受量，可知维生素 $B_{12}$ 是一种不易过量、相对安全的营养素。

孕妈妈维生素 $B_{12}$ 缺乏除药物补充外，应增加含维生素 $B_{12}$ 丰富的食物，如猪、牛、羊等一般肉类，动物内脏，鱼、禽、贝壳类，以及蛋类都含量丰富。乳及乳制品中含量较少，植物性食品中基本不含维生素 $B_{12}$。

在治疗合并贫血的妊娠期维生素 $B_{12}$ 缺乏时，除了注意补充维生素 $B_{12}$ 和叶酸丰富的食物外，也应添加铁含量丰富的食物，补充维生素 C 和葡萄糖。在饮食改善时不宜操之过急，添加过多过急，容易造成消化、利用不良。

表 2-3　部分食物中维生素 $B_{12}$ 的含量

单位：μg/100 g

| 食物 | 含量 | 食物 | 含量 | 食物 | 含量 |
| --- | --- | --- | --- | --- | --- |
| 牛肉 | 1.80 | 鸡蛋 | 1.55 | 金枪鱼 | 3.00 |
| 羊肉 | 2.15 | 鸡蛋黄 | 3.80 | 蒸螃蟹 | 10.0 |
| 猪肉 | 3.00 | 鸭蛋 | 5.40 | 墨鱼干 | 1.80 |
| 猪肝 | 26.00 | 生蛤肉 | 19.10 | 熏大马哈鱼 | 7.00 |
| 焙羊肝 | 81.09 | 沙丁鱼罐头 | 10.00 | 全脂奶 | 0.36 |
| 焖鸡肝 | 49.00 | 煎杂鱼 | 0.93 | 脱脂奶粉 | 3.00 |

## 91. 孕妈妈可以选择活性维生素 $B_{12}$ 制剂吗

维生素 $B_{12}$ 本身是发现最晚的一种维生素，也是结构较为复杂的，故在胃肠道吸收颇为困难，吸收不良导致的维生素 $B_{12}$ 缺乏并不少见。所以，妊娠期一旦发现血清维生素 $B_{12}$ 水平持续降低，低于 300 pg/mL 时，往往说明体内储备耗竭，如果不加干预的话，虽然未必会出现典型的维生素 $B_{12}$ 缺乏症，如巨幼细胞贫血、周围神经炎等，但可能造成胎儿无法积蓄足够的维生素 $B_{12}$ 储备，出生后表现为生长发育落后，母体内维生素 $B_{12}$ 作为辅酶参与的 10 余种生化代谢反应难以正常进行，出现许多不典型的临床症状，如食欲不振、情绪异常、倦怠等。

妊娠过程一旦发现维生素 $B_{12}$ 缺乏和耗竭，往往需要采用大剂量的甲基钴胺素、腺苷钴胺素等活性维生素 $B_{12}$ 制剂进行干预，方能绕过消化吸收的瓶颈，有效提升体内水平。甲基钴胺素、腺苷钴胺素被冠以"活性"之名，是因为每个维生素 $B_{12}$ 分子上已经携带了发挥辅酶作用时所需的功能基团——"甲基"和"腺苷"，就如同活性叶酸已经装载了甲基、活性维生素 D 是已经 1 位和 25 位羟化激活的形式，此类活性辅酶可以直接有效发挥胞内代谢调控、促进物质合成转化的作用。

活性维生素 $B_{12}$ 不神秘，也很容易获得，有非处方药物，也有国外进口的膳食补充剂类产品可供选择。其实真正难的是了解和认识自身是否存在缺乏，何时才有必要采用此类产品。因此，一直不建议盲补，毕竟营养素都是协同作战的，不当补充导致失衡可就不好了。如果心存疑虑，到医院来查一查吧。

## 92. 补充了复合维生素，还需要再单独补充其他维生素吗

不可一概而论，应根据孕妈妈的营养峰和复合维生素的成分和含量决定是否需要再单独补充其他维生素。

妊娠期需求量增多的营养素包括铁（50%）、叶酸（50%）、碘（47%）、维生素 $B_6$（46%）、锌（38%）以及钙（25%）等，多项研究调查显示因为实际摄入量不足，往往伴有多种维生素和矿物质绝对或相对缺乏的表现，并由此可能造成多种妊娠并发症和不良妊娠结局的发生。

妊娠期常见的容易摄入不足的维生素和矿物质有铁、叶酸、碘、钙、维生素 A、维生素 D、锌及维生素 $B_6$、维生素 $B_{12}$ 等，需要通过相应的营养补充剂补充。

复合维生素是各种维生素按照一定剂量比例合成的复合剂型维生素，可分为两大类：一类是属药品级的高剂量型复合维生素；另一类是符合或小于每天

所需营养素，成分和含量差别较大。即使是同一类别，综合维生素的成分和含量因为品牌不同而有所不同，具体需要看产品的成分说明。如果不是特别缺少某种具体的维生素或微量元素，可选择最基本的复合维生素。

孕妈妈或准备怀孕的女性应该选择适合妊娠期的，相比普通营养素，适合妊娠期的综合维生素含有较大剂量的叶酸、铁、锌和钙，这些营养素对胎儿健康至关重要。如果经膳食调查、临床表现或者是实验室检查表现出明显缺乏某种维生素，应补充单种维生素，这种情况下，不能用复合维生素来补充，因为不能达到治疗剂量。

## 93. 服用复合维生素后尿液变黄，是怎么回事

服用复合维生素后尿液变黄属于服药后正常的反应。

正常的尿液是淡黄色透明液体，其颜色主要来自胆红素代谢产物，也会受食物或色素药物的影响，服用大量的胡萝卜素或维生素 $B_2$ 等会使尿液变为深黄色。综合维生素中含有一定量的维生素 $B_2$，多数复合维生素中维生素 $B_2$ 的含量加上饮食中来源的维生素 $B_2$ 往往超过了日常推荐剂量，但远低于可耐受剂量。

维生素 $B_2$ 是一种水溶性维生素，未被人体利用的部分会随着尿液排出体外，所以尿液出现变黄的现象。我们可以判断是否为维生素摄入过量所造成的尿液发黄，可以停用复合维生素 1～2 天后观察尿液是否正常，如果尿液变为正常的话，则说明尿液变黄的原因是摄入维生素 $B_2$ 所造成的，这并不会给身体造成不良的影响，也不用过度地担心。如果停服了综合维生素后，尿液颜色仍然不正常，则需要进一步查找原因，如：是否足量喝水？是否进食了过多颜色鲜艳的食物或存在其他疾病？

## 94. 孕妇奶粉和复合维生素可以一起吃吗

有孕妈妈问："我怀孕 4 个月了，一直每天坚持喝孕妇奶粉。最近，老公又让我补充复合维生素。我有点儿担心，这样会不会导致营养过剩？"

答案是：不会。

孕妇奶粉的微量营养素添加量大多并未达到膳食推荐量，其配方设计原则

是补足非妊娠期膳食与妊娠期营养需要的差距，为妊娠期营养提供一定的保障。比如，维生素 D，孕妇奶粉中每 100 g 含 160 IU，妊娠期每天膳食推荐摄入量为 400 IU，就算每天冲两大杯孕妇奶粉（100 g 奶粉）来喝，仍然不能满足对维生素 D 的需求。如果膳食不够均衡合理，单纯靠两杯奶粉还是不够的。

妊娠期配方维生素是按照每天各种维生素、几种主要微量元素需要量来设计的，每天补充，可以起到保驾护航的作用。

那么，如果膳食均衡合理，再喝孕妇奶粉，又补充着妊娠期配方维生素，会不会造成营养过剩？相信是不会的。这是因为所谓营养过剩，在营养学上是指某种营养素超过身体的可耐受最高摄入量（UL）出现病理反应危害健康，每种营养素的 UL 值一般都是数倍甚至数十倍于正常推荐摄取量的，仍以推荐摄入量 400 IU 的维生素 D 为例，其 UL 值为 2 000 IU，安全范围很宽呢。

## 95. 叶酸必须补吗

叶酸也是 B 族维生素之一，最早从菠菜叶中提取和纯化，故命名为叶酸。主要参与体内氨基酸代谢、核苷酸代谢、血红蛋白及甲基化合物的合成，是细胞增殖、组织生长和机体发育不可缺少的营养素，更是胚胎发育过程中不可缺少的一种营养素。

叶酸缺乏可使孕妈妈先兆子痫、胎盘早剥的发生率增高，胎盘发育不良，导致自发性流产。孕早期叶酸缺乏可引起胎儿神经管缺陷，表现为脊柱裂和无脑畸形等。对于患有巨幼红细胞性贫血的准妈妈，还容易出现胎儿宫内发育迟缓、早产等。天然食品中的叶酸不存在过量导致中毒的问题，但长期摄入大剂量合成叶酸可干扰锌的吸收，从而导致锌的缺乏，造成胎儿发育迟缓、低出生体重发生风险增加。

《中国居民膳食营养素参考摄入量》（2013 版）中推荐孕妈妈的叶酸参考摄入量为 600 µg DFE/d。叶酸可来源于肝脏、豆类和深色绿叶蔬菜，但食物中叶酸结构不稳定，在食品加工过程中容易被破坏，并且其吸收利用容易受到其他药物或营养素的干扰，生物利用率仅为叶酸补充剂的 50%，因此应额外补充 600 µg DFE/d 的叶酸补充剂。鉴于我国育龄女性普遍存在叶酸缺乏的问题，《中国居民膳食指南》建议从备孕开始就补充叶酸，对于有神经管畸形等不良孕产史者，该考虑接受必要的叶酸营养状态和代谢能力评估，在监测下调整叶酸补充剂量和时长。

## 96. 补叶酸的注意事项有哪些

通常叶酸的补充从孕前 3 个月开始，至少到孕早期以前 3 个月，此时胎儿神经管开始发育，如果叶酸缺乏，会出现胎儿神经管畸形，表现为脊柱裂和无脑畸形、孕妈妈先兆子痫、胎盘早剥、胎盘发育不良或自发性流产，如果叶酸严重缺乏导致孕妈妈罹患巨幼红细胞贫血还可能引发胎儿宫内发育迟缓、早产、低出生体重或巨幼红细胞贫血。故而叶酸的补充建议到妊娠满 3 个月，如果条件允许，建议补充到妊娠期或哺乳期结束。

更值得注意的是，叶酸的补充需要掌握剂量，《中国居民膳食营养素参考摄入量》（2013 版）推荐孕妈妈的叶酸参考摄入量为 600 μg DFE/d，由于食物中叶酸的生物利用率较低，仅为 50%，并且食物中的叶酸在烹调过程中可能会有很大一部分的损失，因此建议通过叶酸补充剂进行补充。虽然天然食物中的叶酸不存在摄入过量而中毒的问题，但是长期、大剂量摄入叶酸可能会产生毒副作用，因此叶酸建议每天最大摄入量为 1 000 μg DFE（相当于合成叶酸 588 μg），超过这一剂量则可能造成不良影响。叶酸补充较多可能会影响锌的吸收，导致锌缺乏，从而间接引起胎儿发育迟缓，出现低体重儿，影响孕妈妈和胎儿的健康。新的研究证实：5- 甲基 - 四氢叶酸，即所谓活性叶酸，体内代谢路径短，可直接利用，相对安全，是优选的补充剂。

## 97. 妊娠期如何检测叶酸水平

目前，叶酸的补充都是自觉自愿自行安排的了，很少是出于医生的医嘱，很多时候产科医生也顾不上与你讨论这些。那么说到这里问题就来了，叶酸的妊娠期补充很多时候是过度的，至少是缺乏管理的。常能听到门诊孕妈妈说，孕前吃过一阵子，妊娠期就有一搭无一搭地吃了；也有认真的，抱着一种叶酸含量超过可耐受最高摄入量的制剂从有备孕念头开始就吃上了，不敢停。可叶酸又不是送子观音，它作为一种营养素，缺乏固然不可以，但过度补充也是不对的。那么，如何确保叶酸适度呢？要靠监测。

天然叶酸的主要膳食来源是蔬菜、豆类和肝脏等自然食物，是否存在叶酸缺乏，可以首先审视一下自身的饮食习惯和食物搭配，一向不爱吃菜的，体内叶酸水平肯定不高。如果曾有过反复自然流产或孕史不良，也要考虑对叶酸营养状态进行评价。家里近亲属多有高血压病史，要想到自身叶酸代谢酶的遗传背景或许有些问题，建议评估叶酸营养水平，防范叶酸缺乏不仅仅是围孕期的事，一辈子都要重视。在发生妊娠贫血时，也需要看看叶酸水平，因为妊娠期除了胎儿在合成新生细胞和组织需要消耗叶酸，它也参与造血。妊娠期检测叶酸水平临床通常采用如下几个方法：

（1）血清叶酸水平，低于 4 ng/mL 即为叶酸缺乏状态。

（2）红细胞叶酸盐的浓度，低于 400 ng/mL 即为叶酸缺乏，对预防神经管畸形不利。血清叶酸和红细胞叶酸盐的浓度并非越高越好，已有研究发现过多的叶酸与多种母儿的不良结局或有关联。其道理是人工合成的叶酸进入体内要有一个还原、转化的过程，受限于几个关键酶促反应，如果补的剂量多了，看起来好像体内叶酸盐浓度高了，其实真正可以被利用的活化叶酸可能并不够，且不能被利用的未活化叶酸成分可能有害。

（3）亚甲基四氢叶酸还原酶（MTHFR）基因 677 位点表型，杂合突变或纯合突变，会导致活性叶酸合成少，这种情况下就不是加大叶酸补充剂量可以解决的了，相反会更容易受到过量补充的危害，毕竟"出口"变得狭窄了，导致未代谢叶酸蓄积的风险就更大些。如果存在缺乏可能要选择活性叶酸来治疗。

叶酸这种营养素，缺乏和过量的区间较窄，且缺乏或过量都有害，故在妊娠期开展个体化监测是有必要的。

## 98. MTHFR 基因检测结果显示为 TT 型有什么影响

MTHFR 又称 5，10- 亚甲基四氢叶酸还原酶，是催化人体内叶酸代谢的关键酶。MTHFR 基因多个位点具有多态性，并且众多研究表明该基因关键位点的多态性会影响体内叶酸及同型半胱氨酸水平，与出生缺陷、孕产妇疾病以及成年人的癌症、心脑血管疾病的发生密切相关。

MTHFR 基因 677 位点显示为 TT 型，与神经管畸形、先天性心脏病、唐氏综合征、早产、低出生体重、妊娠并发症等都有关。叶酸补充剂的合理使用可以降低上述疾病的发生。个体对于叶酸的利用能力是由 MTHFR 基因多态性决定的，研究表明对于那些 MTHFR 基因突变造成叶酸代谢障碍的女性人群，在补充相同剂量叶酸的情况下，血清和红细胞的叶酸水平仍低于正常人群。因此，如何合理地补充叶酸就变得很重要。

盲目进行叶酸补充未必能满足个体叶酸需求，应根据 *MTHFR* 基因检测的结果，结合人体叶酸水平评价，个体化制定叶酸补充策略，才能做到精准合理，保护母儿安全。

识别 *MTHFR* 基因位点的表型还可以预测个体未来的健康走势，为制定长期的健康管理策略提供依据。如果母亲为 *MTHFR* 677 位点 TT 型，子代该位点表型至少会有一个"T"，说明也会存在一定叶酸代谢能力下降的风险，应予以关注。"TT"之家，至少需要一直注重绿叶蔬菜摄入，坚持清淡偏素，不要养成无肉不欢的肉食主义家风，并适当补充含叶酸在内的各种 B 族维生素。

## 99. 孕妈妈需要补 DHA 吗

孕妈妈当然需要补充 DHA。因为 DHA 是亚麻酸在体内的衍生物，属 ω-3 系长链多不饱和脂肪酸的一种，是胎婴时期脑、视网膜及其他组织发育的必需物质。DHA 从妊娠第 26 周开始在胎儿大脑中积累，在出生后 6 个月时达到高峰速度，并持续增加至出生后 2 岁。尤其是在妊娠末期，胎儿由于大脑组织的快速合成，对 DHA 的需要量很大。婴儿出生前几周内，将有大量的 DHA 聚集在中枢神经系统，尤其是视网膜内，此时期仍是 DHA 需要的高峰时期。胎儿、婴儿生长发育所需的大部分 DHA 要从母体转运，母亲 DHA 营养状况直接影响胎儿 DHA 营养状况，进而影响胎儿发育尤其是脑发育水平和视力水平。

胎儿发育所需的 DHA 主要来源于母体内的贮备、妊娠期膳食直接供给以及由膳食中 α-亚麻酸在体内的合成。母体内源合成 DHA 的过程慢、效率低。因此，膳食来源或 DHA 补充剂是比较高效的选择，而且比 α-亚麻酸在体内的合成更能有效提高胎儿体内，特别是脑中的 DHA 水平。孕妈妈和乳母的 DHA 每天推荐摄入量为 300 mg，可以通过每周食用 2～3 次鱼类脂肪（尤其是海鱼）或是直接补充 DHA 的制剂，推荐进入妊娠期就开始补充，不仅胎儿的发育需要额外补充 DHA，孕妈妈自身也需要。

## 100. 只吃鱼补充 DHA 行吗

DHA 确实是我们身体必需的好东西，妊娠期补充对胎儿的益处更值得期待。天然食物来源的 DHA 弥足珍贵，主要是在深海鱼里，美国膳食学会推荐每周孕妈妈应摄取 340 g 鱼类，包括凤尾鱼、鲑鱼、海鲈鱼、比目鱼、鲭鱼、鳟鱼、金枪鱼等。说实话，要每天平均摄入 50 g 以上这些鱼，对我国大多数地区的孕妈妈来说并非易事，爱吃不爱吃姑且不说，能不能获得就是个难题。为了 DHA 而嗜鱼如命也是行不通的，因为深海大鱼的寿命长，体内沉积的重金属元素往往也多，例如汞，自然界的汞因燃煤释放、雨水冲刷等排入水中，汇集到海，通过食物链富集后，受汞污染的水中的鱼体内甲基汞浓度可比正常水中的高上万倍。所以，从预防汞中毒的角度来看，平均每天鱼类摄入量也该控制在 50 g 左右。妊娠期衡量一下自己的餐盘，如果做不到每天或隔天吃鱼，特别是经常能够吃到来自深海的高脂大鱼，多半是难以获得足够的 DHA 的。

好在如果膳食来源的 DHA 不足，还可以选择膳食补充剂或强化了 DHA 的食物来进行补充。DHA 的制剂，大体分为两类：一类是自鱼油提取，其中除了含有 DHA，往往 EPA（另一种有益脂肪酸）含量也较高；一类是提取自藻油，则是较为纯净的 DHA。通常建议妊娠期补充 DHA，至于 EPA 孕妈妈是否能补，并没有一致的说法。有高脂血症的孕妈妈，补充 EPA 可能有利于脂代谢的调节。EPA 在体内可以转化生成 DHA。

不过，只要是长链多不饱和脂肪酸就都比较容易发生脂质过氧化的问题，DHA 或 EPA 也是一样，故非多多益善。

## 101. 指甲出现"小白点"是缺钙吗

指甲出现"小白点"不是缺钙的表现。指甲比较坚硬，一般人常会认为指甲是属于骨骼的一部分。但实际上从指甲的成分来看，比较接近皮肤和肌肉的结构，只是一种称为胶质的蛋白质。指甲是由指甲根部的基质角质化形成的，由于甲根会不停地进行新陈代谢产生新的指甲，所以我们就需要时不时修整一下多出来的部分。指甲角化不完全时，则会产生白甲症。一般这种小白点在绝大多数情况下是由甲根受损造成的，比如指甲被夹到了，被重物砸了或者不小心碰到了手指之类，有时候吃手和剪指甲也会导致轻微的损伤。

有时候感觉没有受伤也可能出现白点，其实指甲的生长需要时间，一般从受损到白点真正长出来，一般需要 2 个月左右的时间，并不是受损后立即出现"小白点"，或许是在不经意间发现。另外，有时轻微的感染或过敏指甲也会出现"小白点"。不管这些创伤从何而来，通常指甲上的小白点都会随着指甲的生长而消失，不需要任何治疗，与缺钙没有任何关系，无需通过补钙让白点消失。并且，它们也不会复发，除非你再次受到其他创伤。

妊娠期缺钙与否，不是看指甲；且指甲与头发一样，是角化蛋白，如出现异状，主要是反映与蛋白质代谢相关的营养素存在问题，如生物素、锌、氨基酸、铁等。

## 102. 孕妈妈钙缺乏有什么危害

钙是构成骨骼的重要组分，对保证胎儿骨骼的正常生长发育和维持骨健康起着至关重要的作用。妊娠期胎儿需要储备钙以满足骨骼的发育及其他生理功能，随着孕程进展胎儿需要不断的沉积钙，至妊娠足月胎儿体内约含钙 30 g，要说这个量，从母体的骨钙库中动员来满足胎儿所需并非难事，只是这样拆东墙补西墙，于母体骨骼健康不利。如果缺乏程度严重，特别是合并维生素 D 或磷等骨矿形成相关营养素的共同缺乏，是可导致胎儿宫内发育迟缓，尤其是胎儿的骨骼系统发育受到严重影响，且出生后易出现烦躁、睡眠差等神经系统症状，少数还出现惊厥以及先天性佝偻病的体征。孕妈妈钙缺乏的危害还在于在分娩过程中会影响母体神经、肌肉的兴奋性，子宫肌肉收缩力和收缩节律异常，从而导致产程延长，甚至超过 24 小时，发生新生儿窒息的风险增加。产后存在钙缺乏会影响乳汁的含钙量，让新生儿继续受到钙摄入不足的威胁。

一些感染性疾病如上呼吸道感染、肺炎、尿路感染，以及一些非特异性的妊娠期问题，如便秘、支气管哮喘、手足搐搦、湿疹等与钙缺乏有一定关系。对于基线膳食钙摄入量低的女性，大剂量补钙还可能减少发生妊娠期高血压疾病的风险。

目前我国妊娠期妇女，尤其是妊娠中、晚期，实际摄入钙量尚不足应摄入量的一半，加上维生素 D 缺乏的现象比较普遍，即使钙摄入量达标，如果存在维生素 D 缺乏往往会影响钙吸收和利用的效率，也会直接影响胎儿的骨形成，应引起足够的重视。

## 103. 孕妈妈什么时候开始补钙

钙摄入不足，于国人是长期存在的普遍问题，有调查显示，国人平均日钙摄入量仅为推荐量的 50%。任何一种营养素，如果缺乏，就该补充。况且，从怀孕开始，胎儿就要从母体获得钙质，每天大约 50 mg，在此阶段准妈妈可通过合理膳食满足早期胚胎钙质的需求。《中国居民膳食营养素参考摄入量》中推荐：孕妈妈在孕早期（1 ~ 12 周）每天需要补充 800 mg 的钙，孕中、晚期（13 周以后）每天需要补充 1 000 mg 的钙。如果孕早期能够做到饮食均衡，如每天的饮食中含有 250 mL 的牛奶 +1 个鸡蛋 +150 g 豆腐 +100 g 鱼肉 +200 g 小白菜，这种组合即可满足孕早期每天 800 mg 钙的需求，无需另外补充。对于没有喝奶习惯的准妈妈，推荐每天适量摄入虾皮、豆制品等，并多进行户外活动，接受日光照射，促进钙质吸收。孕中、晚期，胎儿的生长发育加快，钙需求量增多，因此可在原有饮食的基础上增加 200 ~ 300 mL 牛奶，即可满足机体需要。

但对于饮食不均衡（如不喜欢吃肉和豆制品以及日常没有喝奶的习惯）或者妊娠反应比较严重的个体来说，恐怕从孕前、孕早期开始就要根据自己的饮食情况额外补钙了。

值得注意的是，产后的钙需要量并未降低，所以往往仍然需要补钙，无论是母体的恢复还是母乳宝宝的成长都需要充足的钙，建议钙的补充持续到哺乳期结束。

## 104. 维生素 D 和钙有什么关系

首先明确维生素 D 和钙是两种关系密切但又相互独立的营养素，钙是构成骨骼的重要成分，参与神经、肌肉调节等其他生理功能；维生素 D 的主要作用是促进肠道钙、磷的吸收，维持正常的血清钙、磷浓度，调整神经、肌肉和细胞的功能，促进代谢。维生素 D 像不像是钙的导师和灵魂？

维生素 D 对骨骼的保护作用是双重的，即可促进骨形成又可抑制骨吸收；维生素 D 和钙在骨代谢方面关系密切，二者吸收和代谢的过程均存在协同作用。但维生素 D 缺乏和钙缺乏是两个概念，有时会独立存在，但更多见的是两者同时存在。

维生素 D 的缺乏不仅与日照时长、食物供应量有关，与食物的钙磷含量比例及其他成分也有关；而钙缺乏与食物中的钙摄入不足，也与维生素 D 含量不足有关。维生素 D 的作用是促进肠钙的吸收和骨质生成，当食物中钙含量丰富时可以弥补轻度的维生素 D 不足。在维生素 D 缺乏的情况下，增加钙、磷供应量并不能防治佝偻病；而缺少钙、磷或蛋白质过多，即使受日光照射不少，同样易发生轻度的佝偻病。因此，无论是维生素 D 还是钙都应该保证适宜的摄入量，妊娠期维生素 D 的推荐摄入量是 400 IU/d，孕早期钙的推荐摄入量为 800 mg/d，孕中、晚期推荐摄入量为 1 000 mg/d。

钙和维生素 D 是一对不该分离的"CP"，在我们的补充方案中也不要拆散他们才好。

## 105. 孕妈妈钙缺乏的饮食建议有哪些

对钙的高需求贯穿着整个妊娠期和哺乳期，为此需要不断通过饮食来补充。孕早期钙推荐量同孕前，800 mg/d，孕中、晚期钙的推荐量为 1 000 mg/d，哺乳期的推荐量进一步提高到 1 000 ~ 1 200 mg/d，对钙的最大可耐受量 2 000 mg/d。钙缺乏除了在医生的指导下补充钙剂外，饮食方面应做到以下几点：

（1）应多吃钙含量丰富的食物，保证饮食中的钙来源。牛奶及奶制品的钙含量丰富，且吸收率高。豆类、豆制品、芝麻酱、虾皮、发菜、深绿色的野菜和水果中的山楂等属于含钙高的食物。耐受奶制品的情况下优先选择牛奶或奶制品，孕中、晚期每天进食 500 mL 的牛奶，100 g 豆腐，1 个鸡蛋，虾皮 5 g，绿叶菜 200 g，鱼类 100 g 可以达到 1 000 mg 的钙。对于乳糖不耐受人群可以换成对应量的舒化奶或酸奶；若实在不习惯饮牛奶，也应每天饮 300 mL 牛奶，另外增加含钙丰富的豆制品、绿叶菜、芝麻酱。

（2）应保证钙代谢相关营养素的补充，如适量的蛋白质、维生素 D、维生素 $K_2$ 及微量营养素铁、锌，促进钙吸收。

（3）富含草酸、植酸、鞣酸、膳食纤维的植物性食物，如菠菜、笋、茭白、杂粮、浓茶、咖啡等很干扰钙的吸收。有些蔬菜可先进行焯水处理，有时可采用分餐进食的方式来减少钙吸收的干扰因素。另外，在补铁、锌等矿物质含量高的食物或制剂时，也要考虑对钙吸收的干扰。

表 2-4 含钙丰富的食物

单位: mg/100 g

| 食物 | 含量 | 食物 | 含量 | 食物 | 含量 |
| --- | --- | --- | --- | --- | --- |
| 牛奶 | 100 ~ 120 | 豆腐丝 | 204 | 荠菜 | 294 |
| 乳酪 | 590 | 芝麻酱 | 1 170 | 茴香 | 154 |
| 虾皮 | 991 | 黑木耳 | 247 | 油菜 | 108 |
| 发菜 | 875 | 口蘑 | 169 | 大白菜 | 69 |
| 豆腐（北） | 138 | 雪里蕻 | 230 | 小白菜 | 90 |

## 106. 妊娠期如何选择钙剂

妊娠期若饮食中不能保证钙的摄入量，有必要使用钙剂进行补充，市面上补钙的产品着实不少，如何选择合适的钙剂是孕妈妈比较关注和纠结的话题。

（1）首先要满足每天需要的钙量——妊娠期 800 ~ 1 000 mg/d，如果没有喝奶习惯且饮食中不能保证足够的绿叶蔬菜，大致膳食日摄入量在 400 mg，孕早期就应补充钙剂 300 ~ 600 mg，孕中期再增加 200 mg。

（2）要认真搞清钙剂中的钙元素含量，不同的钙剂虽然大小看上去差不多，但含量差别可能非常大，例如：奥诺的葡萄糖酸钙锌口服液，一支含钙量 54 mg，双鹤的卡尔奇维 $D_2$ 磷葡钙片含钙量每片 50 mg，每天 6 片，也不过 300 mg 钙。而有些品牌的钙剂，一粒含钙可高达 600 ~ 1 000 mg。单片剂量低的，一般要分多次服用才能获得充足的钙，这样的好处在于分次服用提高了总的吸收量。

（3）根据钙剂的配方选择，有的钙剂含有促进钙吸收的维生素 D，有的是单纯的钙，建议孕妈妈选择含有维生素 D 的钙剂，同时要搞明白，其中添加的维生素 D 有多少、是否达到维生素 D 的推荐量（400 IU/d），同一品牌的钙剂可能有不同配方，光看药名来选择已经行不通了，比如"钙尔奇 D"，产品线不下 5 种，其中维生素 D 和钙的含量多有差别。还有被孕妈妈昵称为"娘娘钙"的 Swisse 钙 D 片，也有普通片和迷你片区别。

（4）根据化学成分选择，主要有无机钙和有机钙，无机钙主要包括碳酸钙、氯化钙等，一般是固态钙，钙含量相对较高，吸收率较好，价格便宜，但需要与胃酸发生化学反应才能释放钙离子，会对胃肠道造成一定刺激，适于胃肠功能较好的人。有机钙包括乳酸钙、葡萄糖酸钙、柠檬酸钙等，特点是溶解性和口感较好，但含钙量相对较低，适合胃肠道功能较弱的人。

## 107. 铁剂和钙剂能一起服用吗

铁剂和钙剂不能一起服用。

钙剂和铁剂同时服用虽无明显药物配伍禁忌，但分别单独服用时吸收率较高。如果铁剂和钙剂一起服用，则会造成二者的吸收率均下降的情况。因为铁离子和钙离子在人体的吸收途径用的是同一个离子通道，也就是说二者存在同时竞争性吸收，由于吸收通道有限，单位时间内转运吸收能力有限，吸收率就下降了。单独吸收铁或者钙时，吸收率能达到100%；二者同时服用时，可能就是各吸收一半，也就是说吸收率50%，未被吸收的部分会被排泄出去，造成不必要的浪费，补充效果大大降低。另外，短时间内给予的离子量大，对胃肠道的刺激增加，会增加胃部不适、恶心、呕吐、便秘等不良反应。

因此，铁剂和钙片尽量分开服用，间隔时间为1～2小时。由于空腹吃铁剂会增加胃部不适，可在饭后补充铁剂；空腹或者饭后补充钙剂对钙的吸收影响率不高，铁剂和钙剂的补充可根据自己的实际情况安排，如铁剂在早餐后服用，钙剂则在午餐或者晚餐时服用。

## 108. 妊娠期为什么要避免缺铁

铁是人体必需的微量元素中含量最多的一种，是构成血红蛋白和肌红蛋白的必要成分，铁主要参与氧的运输、储存和利用。妊娠期除了母体基本的铁消耗外，还包括随胎儿生长增加的铁储备量、随循环血量增加血红蛋白中蓄积的铁。因此，妊娠期对铁的需求量会有明显的增加，特别是孕中、晚期，若不增加妊娠期铁的摄入量，即使孕前铁储备正常的孕妈妈也有可能发生缺铁性贫血。另外，日常有素食习惯、有贫血史、因子宫肌瘤等原因造成月经量多、曾不止一次妊娠的孕妈妈，铁缺乏的可能性更高，应格外注意铁的补充。

妊娠期缺铁会引起母体缺铁性贫血，一旦贫血，孕妈妈早产、宫内生长迟缓、妊娠高血压、机体免疫力下降、感染性疾病等的发生风险均会增加，贫血会给孕妈妈带来头晕、乏力、皮肤黏膜苍白、脉搏增快等症状，脉搏增快是机体在提升心脏搏动速度以弥补组织的缺血和缺氧，问题是这样快马加鞭之下甚至可能诱发心力衰竭。贫血孕妈妈分娩的胎儿会出现体重较轻、生长受限甚至影响智力发育，同时孕早期缺铁对胎儿精神神经功能和体格生长发育的不良影响也较为明显。

## 109. 铁剂什么时间服用好

铁作为营养素，膳食推荐摄入量标准不高，且范围较窄——十几毫克至几十毫克，但在治疗缺铁性贫血时，铁剂补充的剂量较大，会高达几十甚至几百毫克。临床常用的铁剂，如琥珀酸亚铁、多糖铁等，单片剂量 60 ~ 150 mg，有的患者每天需要吃 2 ~ 4 片，是大大高于膳食铁元素的摄入水平的。一般医生会给出每天分 2 ~ 3 次服用的建议，这是为了提高胃肠道吸收率。

另外大多数铁剂，在空腹服用后往往会增加胃部不适，甚至出现恶心、腹泻黑便等不良反应，因此建议在餐中或饭后补充铁剂。服用铁剂当餐可以多进食富含维生素 C 的食物，或者用果汁送服铁剂。豆类和全谷类、茶水、石榴、核桃等，因富含植酸和鞣酸等成分容易与铁离子结合形成不溶性的螯合物，降低其吸收率。这些食物尽量跟铁剂间隔 2 小时以上食用。如果出现忘记服药的现象，也不用担心，下一餐餐后补上即可，以后尽量按时服药。

表 2-5　几种常用铁剂的特点

| 药名 | 规格 / (mg/粒) | 铁元素 / (mg/粒) | 铁吸收形式 | 吸收调控 | 不良反应 |
|---|---|---|---|---|---|
| 硫酸亚铁控释片（福乃得） | 525 | 105 | $Fe^{2+}$ | 胃酸不足，pH 过高影响吸收； | $Fe^{2+}$ 有较大胃肠黏膜腐蚀性；有一定胃肠道副反应 |
| 乳酸亚铁（尤尼雪） | 150 | 29 | $Fe^{2+}$ | 与柠檬酸、维生素 C、氨基酸结合能促进吸收 | |
| 琥珀酸亚铁（速力菲） | 100 | 35 | $Fe^{2+}$ | | |
| 多糖铁复合物（力蜚能） | 150 | 150 | 多糖铁复合物 PIC | 稳定高水溶性；无上述影响 | 胃黏膜刺激较小 |

妊娠期需要强化补充的可不仅是一种铁剂，一般还有钙、锌等矿物质补充剂，这些矿物质与铁的吸收可能存在相互竞争和／或相互制约的关系，特别是在其中一种或多种远超膳食推荐量的水平上补充时。因此，建议孕妈妈不要同时服用钙、铁、锌等矿物质补充剂，要彼此错开一段时间。

不过，有些制剂则无须有此顾虑，比如氨基酸螯合技术制备的锌、铁或钙。

## 110. 吃大枣可以补铁吗

相较于其他水果中的营养成分而言，鲜枣比较突出的是维生素C含量丰富，铁含量没有特别的优势，如此说来，吃枣治疗以缺铁为主要致病因素的贫血应该没啥效果。不过，祖国医学一直认为服食大枣有益气血，这又是怎么回事呢？

大枣富含环磷酸腺苷，这是一种有特殊功效的成分。当贫血发生时，机体的自我调节机制会通过在细胞内产生环磷酸腺苷来使小肠上皮细胞多吸收铁，使骨髓干细胞增强造血功能。外源摄入含有环磷酸腺苷的大枣，相当于把机体贫血的信号放大了，能够起到促进铁的吸收和利用、增强造血机能的作用，纠正贫血。因此，吃大枣能促进铁吸收，还需要配合补充含铁丰富的食物，如红肉类，也就是猪、牛、羊肉，动物肝脏、动物血制品等。另外，维生素C是一种很重要的抗氧化物质，也能够维持铁的还原态，利于铁的吸收，这或许是大枣利血的另一个机制。

不过，妊娠期靠吃大枣来纠正贫血还是有些不现实，因为大枣经过干制，维生素C含量降低很多。另外，若未经提纯加工，直接靠吃枣来获取环磷酸腺苷，孕妈妈们怕是吃不消啊。

## 111. 铁锅炒菜可以补铁吗

有些孕妈妈认为用铁锅做饭菜可以增加膳食中铁的含量？呵呵，这种用铁锅炒菜来防止铁缺乏和贫血的做法实际上是没有什么效果的，而且还容易导致菜肴中各种营养素的破坏。

（1）铁锅中铁的溶出是一件很不容易的事，每天通过使用铁锅烹调增加了多少膳食铁的摄入量完全无法估量和保障。最重要的是，人体对铁锅中的铁吸收率较差，很难用于贫血的预防。

（2）铁锅容易生锈，如果孕妈妈吸收过多的氧化铁（即铁锈），会对肝脏产生危害，所以不宜用铁锅装盛食物过夜，每次刷锅后要将锅内的水擦净，以防生锈。很多蔬菜富含多酚、黄酮类植物化学素，这些植物化学素在遇到铁后会发生化学反应，生成颜色较深的黑色物质，影响菜肴的味道，并影响了人体对铁、多酚、黄酮等营养素的消化吸收。

妊娠期里，铁锅当然可以继续用，不过要注意保养，合理使用哟。看到生锈的铁锅，切莫暗自窃喜，因它不仅不能为孕妈妈补铁，搞不好还会帮倒忙。

## 112. 铁剂和维生素 C 一起吃效果更好吗

大多数铁剂和维生素 C 一起吃效果更好。一般来说铁剂是以亚铁（$Fe^{2+}$）离子的形式最容易被吸收，而维生素 C 是一种还原剂，可以帮助高价铁（$Fe^{3+}$）还原为低价铁（$Fe^{2+}$），便于铁剂在肠道内的吸收，因此服用铁剂的同时补充维生素 C 可以促进铁剂的吸收，增加治疗缺铁性贫血的疗效。

而且维生素 C 剂量越大，促进能力越强，为预防缺铁性贫血，每天可服用 100 ~ 300 mg 维生素 C；如果是治疗缺铁性贫血，每天可服用 300 ~ 600 mg 维生素 C。在这种情况下，只能选择单独的维生素 C，复合型营养补充剂中维生素 C 含量难以达到如此之大。

也有些铁剂不需要维生素 C 辅助，如多糖铁、氨基酸螯合铁、蛋白结合琥珀酸铁等，这些类型制剂中的铁不同于一般的无机铁盐那么容易变成不溶且不可吸收的状态，相当于是乘坐着专属的载体，可以一直保持可吸收的状态。

不论服用何种铁剂、服用与否，笔者通常会建议患者在膳食安排上注意做到荤素搭配，随餐安排一些富含维生素 C 的蔬果，如绿叶蔬菜、西红柿、橙子、猕猴桃等，来促进食物中铁的吸收。

## 113. 孕妈妈铁补多了有坏处吗

妊娠期铁需要量增加，适当的增加铁摄入或者补铁是必要的。妊娠期如果缺铁很可能发展为铁缺乏症或缺铁性贫血，还会影响胎儿对铁的储备，甚至增加早产、低出生体重儿的风险。

但若补铁过多或者铁在体内储存过多，与心脏和肝脏疾病、糖尿病等许多疾病有关。铁是一种性质较为活泼的金属，不能被有效结合和利用的铁可通过催化自由基的生成、促进脂蛋白的脂质和蛋白质部分的过氧化反应、形成氧化低密度脂蛋白胆固醇等作用，参与动脉粥样硬化的形成。由于机体无主动排铁的功能，长期服用铁制剂或从食物中摄入铁过多引起体内累积过量的铁导致铁中毒，引起多器官纤维化。短期内摄入大剂量铁导致的急性铁中毒可表现为胃肠道出血性坏死，发生恶心、呕吐、血性腹泻，甚至严重低血压、休克、昏迷等症状。

如果妊娠期无铁缺乏或者缺铁性贫血，可按照《中国居民膳食营养素参考摄入量》（2013 版）铁参考摄入量，即孕早期 20 mg/d，孕中期 24 mg/d，孕晚期 29 mg/d。孕妈妈应在日常饮食中多摄入动物肝脏、血制品、瘦肉等含铁丰富的食物和补充一些维生素 C，也可在医生指导下预防性补充铁剂。对于已经铁缺乏或者贫血的孕妈妈，应在医生的指导下进行铁剂治疗，并定期监测铁含量和血红蛋白等相关指标，及早发现铁剂补充过量或者吸收利用障碍等问题，不可偏听偏信采取各种方式补充铁剂，避免铁剂补充过量。对于素食孕妈妈，应在医生指导下常规补充适量铁剂和维生素 C，并定期评价补铁效果。

## 114. 服用铁剂会引起便秘吗

服用铁剂有可能带来或加剧便秘的困扰。

这是因为铁与肠腔中的硫化氢结合生成硫化铁，有收敛作用，同时减少了硫化氢对肠壁刺激的作用所致。除了便秘还会出现胃部不适、恶心、腹痛等现象，这些统称为胃肠道反应，此时可将铁剂饭后服用，减少胃肠刺激。

如发生上述反应，需停药 1 ~ 2 天，以后继续给少量，并逐渐增至胃肠可耐受的剂量。也可通过饮食结构调节预防便秘发生，如多吃新鲜蔬菜、水果、豆类、粗粮、马铃薯等粗纤维食物及香蕉、牛奶、蜂蜜、芝麻、核桃等润肠通便的食物；每天饮水达 1 500 ~ 2 000 mL；避免刺激性食物和少喝烈酒、浓茶和咖啡。多运动，尤其是步行时的抬腿动作直接或间接地影响骨盆耻骨联合肌及肛门括约肌的能力，每天能步行 30 ~ 40 分钟，对预防便秘很有效果。

便秘时或为了预防便秘可以使用膳食纤维制剂和益生菌制剂。若通过饮食改变收效甚微，孕妈妈可以考虑将铁剂更换为多糖铁复合物，此类为有机铁化合物，不含游离铁离子如 $Fe^{2+}$ 或 $Fe^{3+}$，安全性较高，且不会导致游离铁离子所引起的便秘、腹泻和恶心等消化道不良反应。若实在不能耐受胃肠道反应，可使用右旋糖酐铁等注射铁剂补铁。

## 115. 孕妈妈锌缺乏的表现有哪些

孕妈妈缺锌不仅会对自身造成危害，还会连累胎儿。而孕妈妈缺锌的临床表现主要有以下几个方面：

（1）胎儿生长发育不良、矮小、瘦弱，容易分娩低体重儿。因为母体缺锌首先累及胎儿，会影响胎儿的发育和生长，孕妈妈缺锌容易导致胎儿宫内发育迟缓，分娩低体重儿；胎儿先天严重缺锌容易导致畸形，婴儿后天严重缺锌易形成侏儒。

（2）味觉、嗅觉迟钝或异常。味觉迟钝会使食欲缺乏，导致进食减少，加重锌缺乏，形成恶性循环。因进食减少限制了进食量，间接影响胎儿生长发育。

（3）伤口愈合不良。当身体有外伤时，不管伤口大小，愈合的时间都会比一般人更长。

（4）神经精神障碍。常表现为精神萎靡、嗜睡、欣快感和幻觉。

（5）皮肤方面的表现。面色苍白，呈贫血面貌；口角溃烂、口角炎、萎缩性舌炎；头发蓬松、变脆、无光泽、脱发；反复发作的口腔溃疡；眼、口、肛门等周围、肢端、肘膝等处出现糜烂、水疱、脓疱。

（6）妊娠反应加重。嗜酸、恶心、呕吐等现象加重。

（7）免疫力下降。锌摄入严重不足，孕妈妈的免疫力会随之下降，容易反复感染。

（8）产程延长。缺锌会让产妇子宫收缩无力，难以顺利分娩。会出现产程延长，或早产、流产等问题。

（9）视力下降。有部分人缺锌会影响机体对于维生素 A 的代谢，进而导致视力下降，甚至引起夜盲症。

## 116. 孕妈妈锌缺乏的饮食建议

从膳食摄入的角度衡量，锌的每天推荐摄入量（RNI）为 9.5 mg/d，可耐受最高摄入量（UL）为 40 mg/d。孕妈妈补锌，应从两个方面入手：

（1）增加动物性食物摄入。动物性食物锌含量和利用率均高于植物性食物，也是妊娠期膳食构成中不可或缺的重要部分，是锌最好的来源，含锌丰富的食物有贝壳类海产品、红肉类、动物内脏等，其中锌含量最丰富的是海产品，如生蚝、海蛎肉、扇贝。除了干豆类、干果类、谷类胚芽和麦麸富含锌外，一般植物性食物含锌量较低，如蔬菜和水果的含锌量均较低。且植酸和膳食纤维含量高，影响锌吸收利用，另外过于精细的加工过程可导致大量的锌丢失。

（2）合理选择含锌补充剂。如果孕妈妈不是素食者，也不偏食、不挑食，无不良的饮食习惯，无被动吸烟，且每天保证适量的动物性食物，每周吃 2 ~ 3 次海产品，一般都能从日常的饮食中获得足够的锌，或再合理利用妊娠期配方的多维片（一般都含有一定量的锌元素），通常不会在妊娠期发生锌缺乏。如果孕前就有偏食问题，并经历过多次妊娠，就可能带着锌缺乏的问题进入妊娠期，在妊娠期往往难以从饮食中获得充足的锌来纠正已有的储备不足问题。高纤维膳食摄入、大量摄入钙、铁剂，也容易导致锌吸收不良，而发生缺乏。有以上高危因素时，要考虑进行必要的锌营养状况评估，必要时每天额外通过制剂补锌，剂量从 15 ~ 100 mg，遵医嘱服用。

表 2-6　含锌丰富的食物举例

单位：mg/100 g

| 食物 | 含量 | 食物 | 含量 | 食物 | 含量 |
| --- | --- | --- | --- | --- | --- |
| 生蚝 | 71.20 | 牡蛎 | 9.39 | 松子仁 | 4.61 |
| 小麦胚芽 | 23.40 | 口蘑 | 9.04 | 牛肉 | 2.78 |
| 蛏干 | 13.63 | 鸭肝 | 6.42 | 猪肉 | 1.56 |
| 鲜扇贝 | 11.69 | 猪肝 | 5.78 | 鸭肉 | 1.42 |
| 山羊肉 | 10.42 | 猪肝 | 5.78 | 鸡肉 | 1.26 |

## 117. 妊娠期硒缺乏有哪些危害

硒是人体必需的微量元素，进入人体的硒大部分与蛋白质结合形成硒蛋白，其生理作用也是通过硒蛋白发挥的，主要表现在抗氧化、提高免疫力和甲状腺激素调节等方面。硒缺乏现象与环境土壤中硒元素含量偏低及膳食摄入量不足有关，在我国，硒缺乏国土面积分布广泛，以致农作物和整条食物链的硒营养状态都会受到制约，国人广泛受到硒缺乏的影响。我们曾在北京一家区级妇幼保健院进行过一项调查，在400例孕早期女性中发现有近70%存在硒缺乏。妊娠期硒缺乏可能造成以下问题：

（1）克山病相关表现。如多发性灶状心肌坏死、心肌氧化损伤、肌肉疼痛、骨骼肌萎缩。

（2）甲状腺问题。缺硒影响母亲体内甲状腺组织的健康和甲状腺激素的代谢，且硒和碘同时缺乏比单独碘缺乏引起的甲状腺问题更严重。

（3）抵抗力下降。容易发生上呼吸道感染等病症。

（4）缺硒时无法防护重金属对胚胎侵害。硒通过促进金属硫蛋白中的镉与高分子量蛋白的结合，影响镉在肠道的吸收和肾脏的排泄，缺硒降低胎盘对镉的屏障作用，引起胎盘坏死，增加早产风险，也易引起新生儿出生体重下降。

（5）缺硒会使胎儿谷胱甘肽过氧化物酶活性降低，脂代谢紊乱，抗自由基的能力减弱，自身保护机制降低，造成胚胎发育受阻。

## 118. 孕妈妈如何预防硒缺乏

孕妈妈硒的每天推荐摄入量（RNI）为65μg/d，可耐受最高摄入量（UL）为400μg/d。补硒从饮食方面建议：

（1）增加富硒食物。不同食物中的硒含量变化很大，植物中的硒含量主要受栽种土壤中硒含量的影响，且硒含量相差较大，如低硒地区大米硒含量可少于0.2 mg/kg，而高硒地区大米硒含量可高达20 mg/kg，动物性食物的硒含量受产地影响并不大。硒主要存在于天然食物中，一般内脏和海味40～150μg/100g，肌肉组织10～40μg/100g，谷物的含量差异很大，可以＜10μg/100g，也可能＞80μg/100g；奶制品＜30μg/100g，水果蔬菜＜10μg/100g。根据中国食物营养成分表食物含硒量数据，可以发现如下规律：蛋白质高的食品含硒量＞蛋白质低的食品，其顺序为动物脏器＞海产品＞鱼＞蛋＞肉＞蔬菜＞水果。

（2）适当增加粗粮，减少过度食物加工过程造成的硒损失。

（3）对于低硒地区的孕妈妈，硒缺乏风险较大，在选择植物性食物，如主食、蔬菜、水果等，可以优先选择富硒地区（如湖北恩施）的食物或硒强化食物，如硒酵母、富硒蛋、富硒蘑菇、富硒大米等。

（4）多吃含维生素 A、维生素 C、维生素 E 丰富的食物，促进硒的吸收和利用。

### 119. 孕妈妈碘缺乏有哪些表现

碘是人体必需的微量元素，是合成甲状腺激素必不可少的重要原料，在机体发育的过程中发挥着重要的作用，是维持胎儿大脑和神经系统正常发育不可或缺的必需元素，其对正常生长发育特别是脑和中枢神经的发育起着重大作用。研究表明妊娠早中期是胎儿大脑发育的关键期，但此时胚胎甲状腺没有成长好，甲状腺功能尚未成熟建立，这时期母体是胎儿甲状腺激素的唯一来源。

如果孕妈妈碘缺乏，会导致母体甲状腺激素合成不足，可能会导致甲状腺功能减退症的出现，表现出来乏力、困倦、记忆力减退、食欲减退、便秘、反应迟钝、表情呆滞等症状，严重的情况还可能出现心脏扩大、心动过缓等症状。同时，胎儿无法从母体获得足够的甲状腺激素，可能会导致流产、畸形、胎儿生长受限、先天性缺陷与智力发育迟缓。轻度的、阶段性的碘缺乏或许不会导致发生典型的母体甲状腺功能减退症，但对胎儿智力发育的影响是确定的、长期存在的，故而特别应该引起关注。

### 120. 孕妈妈碘缺乏的饮食建议

中国是世界上碘缺乏病分布广泛、病情较严重的国家之一，因为大部分国土面积都是贫碘的，且海产品的供应相对匮乏。据 20 世纪 70 年代调查，我国各省、自治区、直辖市（除上海市）均有不同程度的碘缺乏病流行。20 世纪 90 年代实施普遍食盐加碘政策前，全国 1 778 个县有碘缺乏病流行。由于多数食物中缺乏碘，加碘盐能确保有规律地摄入碘。以每天摄入 6 g 盐计算（含碘量 25 mg/kg），每天从碘盐中摄入碘约 120 μg 可基本满足一般女性碘推荐摄入量。

到了妊娠期，碘的推荐摄入量比非孕时增加近 1 倍（增加 110 μg/d），食用碘盐仅可获得推荐量的 50% 左右，为满足妊娠期对碘的需要，建议孕妈妈每周摄入 3 ～ 5 次富含碘的海产品。新鲜海带 100 g；或干紫菜 2.5 g；或干裙带菜 0.7 g；或贝类 30 g；或海鱼 40 g 均可以提供 110 μg 碘。在家庭中，孕妈妈的碘需要量远高于其他家庭成员，这种旺盛的需求会延续到哺乳期结束，故家有孕妈妈，饮食结构该积极做出调整，经常采买安排海产品，必须使用碘盐烹饪，不要经常使用含钠的其他调味料（如黄酱、酱油、辣酱等）来替代食盐。

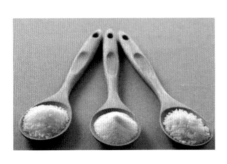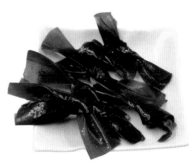

## 121. 妊娠期补碘的注意事项有哪些

孕妈妈补碘的注意事项很多，其中最重要的一点是既要纠正缺乏，又不能过量。

《中国居民膳食营养素参考摄入量》（2013 版）建议我国非妊娠期成人碘的推荐摄入量（RNI）约为 120 μg/d。妊娠期女性摄入碘除满足母体自身代谢需要外，还应满足胎儿碘摄入量，建议在非妊娠期女性 RNI 基础上增加 110 μg/d。中国营养学会在参考欧盟及世界卫生组织现有证据的基础上建议孕妈妈、乳母与非妊娠女性摄入碘均不应超过 600 μg/d 的可耐受最高摄入量。在碘缺乏地区，如果每天食用含碘盐，妊娠期不用额外补充碘剂。如果不食用含碘盐，妊娠期每天需额外补碘 150 μg。补碘形式以碘化钾最适宜，或者含相同剂量碘化钾的复合维生素，每天摄入碘不应超过 500 μg。

2019 年出版的《妊娠和产后甲状腺疾病诊治指南》（第 2 版）建议，备孕、妊娠和哺乳期妇女每天要保证摄入碘不低于 250 μg，开始补充的最佳时间是孕前至少 3 个月。

碘的来源除了自然食物、碘盐外，还有膳食补充剂，特别是进口的妊娠期配方多维，多有碘的添加（添加量 150 ~ 230 μg/d）。另外，接受过不孕诊疗的女性，可能在行输卵管检查过程中因使用造影剂获得医源性碘补充造成持续性的碘过多状态。

每个人所处地域，所秉持的饮食选择习惯，以及所经历的诊疗过程或有不同，为此当前许多医院已经可以开展碘营养状况的评价，甄别个体碘代谢状况，据此制订个体化的补充方案。建议有甲状腺疾病病史和用过含碘造影剂检查的孕妈妈接受 24 小时尿碘、血清碘水平等的检查，来判断是否应该补碘、如何补碘。

## 122. 为啥要查血清碘

近年研究发现，甲状腺疾病发生情况有所上升，人们对于自身碘营养状况更为关注，寻求检测个体碘营养水平的人越来越多，特别是孕妈妈对碘营养评价的需求更为迫切。由于从体内绝大部分（约 90%）吸收的碘从尿中排出体外，因此常用尿碘水平来衡量碘摄入量，但尿碘含量易受饮食碘含量、饮水量、排汗量等影响，个体的尿碘水平经常波动比较大。因此，尿碘常作为群体碘营养状况指标，不能准确反映个体碘营养水平，并且尿碘只能反映体内碘的排出量，并不能代表甲状腺利用的具有生物活性的碘离子水平，难以真实反映个体碘营养水平。

血清碘代表的是体内实际的碘水平，不会因为饮食因素的变化而立即发生改变，比尿碘相对稳定，能比较真实地反映近期机体的碘营养状况，近年来在个体碘营养评价指标的筛选上受到越来越多的关注。根据美国梅奥诊所医学实验室检测标准，目前血清碘的正常参考范围是 40 ～ 92 μg/L，这一参考范围对于妊娠期女性依然适用。

需要注意的是，采集血液标本时应使用乙醇消毒，不能使用安尔碘、聚维酮碘等含碘消毒剂，否则会污染血液标本，影响血清碘的检查结果。在采血的前一天应保持平常的食物选择习惯，不该突然摄入过多含碘食物，以免干扰检测结果。另外，无论是留取血碘还是尿碘标本，都建议使用合适的采样容器和工具——碘毕竟是一种微量元素，其水平很容易受到环境混杂物的干扰。

# 第二节  其他常见妊娠期疾病的防治

## 123. 孕妈妈"铜超标"是怎么回事

妊娠期接受过血清微量元素检测的孕妈妈通常会发出这样一声惊疑——"呀，我的铜超标啦！"

铜作为细胞色素 C 氧化酶、铜氧化酶等多数氧化酶的辅基，铜影响着体内氧化还原反应的正常进行，具有预防骨质疏松、维护皮肤健康、促进铁吸收、预防贫血、降低血压、促进心血管健康的作用，是机体必须摄取的微量元素之一。铜缺乏的临床特征为毛发脆弱、皮肤色素脱失、肌无力、共济失调、认知缺陷等，铜缺乏会干扰铁的利用、导致贫血，因为贫血而补铁则会降低肠道铜的净吸收量，加剧缺乏。大量口服锌制剂时，也往往会干扰铜在肠道的吸收。

按道理说，妊娠阶段因为需要量增加，铜与其他矿物质元素一样该是容易缺乏才对，但为何会出现血清铜和铜蓝蛋白的显著升高呢？至少有两种可能。

其一，也是最主要的因素，妊娠期显著升高的雌激素，编码铜蓝蛋白的 mRNA 的上游转录区域会对其产生应答，导致合成增加，这通常会造成血清铜蓝蛋白水平 2 ~ 3 倍的升高。也就是说，如果妊娠期血清铜水平未见升高或升高幅度不足，可能说明孕妈妈是存在铜缺乏的，但目前临床尚未建立妊娠期血清铜或铜蓝蛋白的参考范围，我们还不能准确得出判断。

其二，铜蓝蛋白，由肝脏合成、分泌入血，携带铜离子，与血清铜的水平基本是一致的。不过，一旦机体发生炎症应激，肝脏铜蓝蛋白的合成会反应性增加，但这不能说明机体铜营养水平过剩。

所以，看到血清铜的升高，孕妈妈大可不必紧张，这是对的。倒是未见升高的孕妈妈，应该认真想一想，这到底是怎么一回事。

## 124. 铜代谢病——"肝豆"对孕育有什么影响

肝豆状核变性（Wilson 病）简称"肝豆"，是一种常染色体隐性遗传性铜代谢障碍性疾病，基因的致病变异导致 ATP 酶的功能缺陷或丧失，造成胆道排铜障碍，大量铜在肝、脑、肾等器官中蓄积，进而损害脏器导致一系列临床症状，如肌张力障碍、震颤、肢体僵硬和运动迟缓、精神行为异常等。肝豆患者血清铜和铜蓝蛋白水平一直是偏低的，不同于健康孕妈妈在妊娠期会有显著的升高。虽然血循环中的铜是低的，但肝脏和其他器官内的铜超标，肝豆患者通常要接受排铜治疗。并会面临多重孕育困难。

（1）容易不孕。一方面与雌激素在肝脏内灭活作用减退、负反馈抑制性激素分泌减少导致排卵功能障碍有关，另一方面铜沉积于子宫内膜组织中发挥类似避孕环作用，阻碍受精卵着床，即使受孕也会有较高的流产率、胎死宫内及围产儿死亡等风险。

（2）Wilson 病患者妊娠后易出现妊娠并发症。比较常见的有妊娠高血压，合并子痫前期，会影响胎儿的神经系统发育，出现胎儿宫内发育迟缓。

（3）铜在体内沉积易导致肝功能异常、易出现凝血功能障碍和低蛋白血症，分娩时容易大出血，进而影响胎儿。另外，肝脏负责人体营养物质的代谢和合成，肝功能异常容易导致胎儿发育迟缓。

（4）容易引起孕妈妈溶血，进而导致新生儿溶血，严重者可能使新生儿黄疸出现早，并诱发贫血、核黄疸、胎儿水肿等并发症。

（5）Wilson 病患者血浆中铜蓝蛋白和血清中浓度较低，需预防胎儿铜缺乏带来的缺铜性贫血、胎儿心脏、血管发育受损和脑畸形、中枢神经受损及骨骼畸形等危害。

（6）Wilson 病会降低体内影响铁、锌含量，引起缺铁、缺锌症状。

## 125. "肝豆"妈妈妊娠期该如何管理铜的营养水平

妊娠期应满足铜的需求，避免缺乏才好。铜对于健康孕妈妈来说是相对无毒的，一般不会引起铜超标的问题。人体铜超标分急慢性两种，急性铜中毒偶见于误食铜盐、食用铜污染的食物或饮料（与铜容器或铜接触的食物或饮料）。

慢性铜中毒主要见于肝豆状核变性（Wilson 病），它是一种很少见的常染色体隐性遗传铜代谢障碍病，患者铜吸收增加，但是肝脏合成铜蓝蛋白远低于正常。肝豆状核变性病与铜在肝及其他组织中达到毒性水平的聚集有关，并非铜摄入量过多所致。因此，对有家族遗传史和患有 Wilson 病的女性在妊娠前应做产前咨询，查看丈夫家族中有无 Wilson 病患者，如丈夫正常，后代均为隐性等位基因携带者，如果丈夫是 Wilson 病携带者，其后代有 1/2 概率患病。Wilson 病女性一旦妊娠应及早进行产前诊断，胎儿诊断为患儿应及早终止妊娠。Wilson 病一经确诊需终生服药，以促进体内铜的排泄及减少铜的吸收为原则。妊娠合并 Wilson 病患者经治疗后可成功妊娠，在妊娠期继续进行驱铜治疗非常重要，如停止服药可能使病情恶化甚至导致死亡。但妊娠期驱铜治疗既要考虑对孕妈妈的治疗效果，又要避免对胎儿的致畸作用。目前，锌剂被推荐为妊娠期最理想的驱铜药物。另外，饮食中尽量减少铜的摄入，避免食用大量富铜食物和使用铜制器皿烹饪。Wilson 病患者多伴有肝硬化、肝功能受损，妊娠会加重肝脏负担，可视孕妈妈及胎儿情况适时终止妊娠。分娩过程中合理应用宫缩剂和抗生素，避免大出血和感染的发生。产后不建议母乳喂养。

## 126. 妊娠期如何选择铜的饮食来源

铜在食物中的存在具有一定的规律性，牡蛎、贝类海产品及坚果含量最丰富，动物的肝、肾，谷类胚芽部分、豆类次之，奶类和蔬菜中含量最低。因此，妊娠期为获取足够的铜，应尽量选择含铜丰富的食物，如粗粮、干黄豆、坚果类、菌类、软体动物、各种贝类、螺类、蟹类、虾类、动物肝和血等；主食不能只是选择精白米面制作的食物。但不建议使用铜制器皿盛食物和水，更不要使用铜制锅具烹饪食物，以免造成不确定的铜过量，引发中毒风险。

另外，合并有铜代谢疾病的孕妈妈，可能需要限铜饮食（Wilson 病），或需要改变铜摄入的途径（Menkes 病），并结合器官损害的情况，调整饮食策略。一般来说，妊娠期营养需要的原则同其他孕妈妈，保证能量摄入不过量，避免因热量摄入过高导致肥胖。合并有肝功能异常或肝硬化时，充足热量、高蛋白饮食可促进受损的肝细胞修复和再生，要保证食物中蛋白质的来源，鱼类、猪肉、牛肉、鸡、鸭、鹅肉、牛奶都是不错的选择，因牛奶及奶制品铜含量较低，可以适当多选择奶制品。同时，要给予丰富的维生素、微量元素及钙。因 Wilson 病导致到铜在组织中沉积，其会与锌结合导致体内锌含量降低，同时也影响铁吸收和转运，因此易引起体内铁、锌含量降低，故可适当进食含铁丰富的红色肉类，如猪里脊肉、牛肉等。

## 127. 妊娠期水肿与喝水多有关系吗

妊娠期水肿和喝水并没有直接关系。妊娠期水肿主要和以下原因有关:

(1)孕妈妈的内分泌功能发生了变化,如雌激素、醛固酮分泌增多,导致体内水、钠潴留增多,引起水肿。

(2)孕中晚期血容量逐渐增加,血液中的胶体被稀释,胶体渗透压降低,血液中的水分渗透进入组织间隙而发生水肿。

(3)在孕后期,逐渐增大的子宫压迫下肢静脉,会使下肢的血液回流受阻,导致静脉压升高,引起下肢水肿。

(4)营养不良,如低蛋白血症、妊娠贫血,导致毛细血管血流动力学发生改变。

(5)子痫前期和子痫期出现心源性、肾源性、肝源性水肿。

妊娠期水肿和喝水多少没有直接关系,不要通过限制饮水量来消除水肿。妊娠期阶段一定要保证足够的水量摄入,即使是出现水肿时也要保证自身的血液循环畅通,从而保障宫内的循环和氧供;另外,足够的水分可以促进新陈代谢,预防炎症和感染性疾病的发生(如尿路感染)。水肿时喝水的原则是量出为入,喝水量和尿量平衡,以减轻肾脏和心脏的负担,特别提醒若出现严重水肿应及时就医。

## 128. 妊娠期水肿怎么缓解

妊娠期水肿有两大方面的对策,一方面是生活护理,一方面是饮食管理。

(1)生活护理。穿着舒适宽松的衣服,必要时穿上合适尺寸的弹力袜,尤其是长期站立或需久坐时,可以借助弹力袜适度的压力促进血液回流。另外要注意保暖,保持血液循环通畅,经常从下到上进行肢体按摩,也有助于血液回流。妊娠期水肿多为下垂部位突出,与孕妈妈心功能的相对不足有关。对此,建议每天散步 1 ~ 2 次,或做些勾绷脚练习,小腿肌肉的收缩可以使静脉血顺利地返回心脏。睡前抬高双腿,加速血液回流,降低静脉内压,从而改善水肿。保证足够的睡眠,采取左侧卧睡姿,但也不必勉强,以保证睡眠为前提。

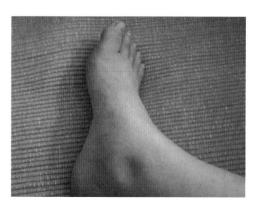
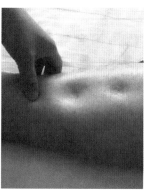

（2）改善营养。保证足量的优质蛋白质类食物的摄入，孕中期每天保证鱼禽蛋肉 150 ～ 200 g，奶制品 300 ～ 500 g，适量豆制品，孕晚期在孕中期基础增加 50 g 鱼禽蛋肉类，若存在蛋白质类食物摄入不足，在保证食物的基础上添加乳清蛋白粉以增加蛋白质摄入。改善妊娠贫血，除补充铁剂外，每周要注意进食 2 ～ 3 次动物肝脏。另外，还需要充足的蔬菜和水果带来的钾、镁等矿物质，有助于促进机体钠、水的合理分布和代谢。吃清淡少盐的食物，可以借助甜味、酸味来调剂食物的味道，或是充分发挥食物本身的鲜香味，避免食用高盐、加工、腌渍或罐头食物。

## 129. 孕妈妈为什么会出现电解质紊乱

每个人的机体都如一个独立的小世界，具有完善的体液量和渗透压调节功能，使人体体液及其组成成分在一定范围内波动，保持着相对稳定。钾、钠、磷、钙、镁、氯是体内主要的电解质，分布在细胞内外，维持着渗透压和酸碱平衡。发生电解质紊乱往往是有诱因的，例如长期使用利尿药、长期饮食不佳、严重腹泻或呕吐，会导致患者全身无力、食欲不振，甚至昏迷、心搏骤停、猝死等。妊娠期母体体重增加、循环容量激增，电解质和酸碱平衡的调节面临很大压力，体系变得脆弱，一旦合并以下诱因，就容易出现水、电解质及酸碱平衡失常。

（1）妊娠剧吐。在孕早期发生、以频繁恶心呕吐为主要症状的一组症候群，严重时可以导致脱水、电解质紊乱及代谢性酸中毒，甚至肝肾衰竭、死亡，是影响母体内环境稳定的常见病因。

（2）妊娠高血压疾病。发生率在2%～5%，水、电解质紊乱与血压升高是主要的临床表现。

（3）糖尿病酮症酸中毒。这是糖尿病的一种严重急性并发症，妊娠糖尿病并不罕见，但很少会严重到发生酮症酸中毒，一般通过饮食管理可以有效控制。不过，需要警惕的是孕前即患有糖尿病而不自知，仍坚持不合理的高血糖负荷、高脂饮食，在妊娠期代谢负荷激增时，就很可能诱发高血糖、高血酮、酮尿、脱水、电解质紊乱、代谢性酸中毒等现象。

（4）妊娠合并呼吸系统疾病。妊娠期由于胎儿生长发育的需要，母体需氧量明显增加，因此呼吸系统也会发生解剖学和生理学上的改变。加之孕妈妈精神心理压力大，容易处于紧张焦虑状态，发生过度通气，易发生呼吸性酸中毒或碱中毒等。

## 130. 妊娠期出现电解质紊乱应该怎么调理

妊娠期出现内环境紊乱，对孕妈妈本身、胎儿均有较大的影响，因此早期发现和进行预防性干预至关重要。首先，孕妈妈要克服对妊娠与分娩的精神负担，规律产检，掌握体重变化和自我监测的基本知识。如有不适，应尽早去医院就诊，查找和治疗基础病、关注自身电解质平衡状况，特别是进入孕晚期后，如发生水肿、倦怠、呼吸困难、恶心、尿少等症状，一定要及时就医，由医生进行必要的处理。

如果电解质紊乱不严重，尤其是因进食不足、营养不良导致的电解质紊乱，一般无需太多临床处理，但需加强补水和进食。一般情况下，可以选择流质饮食或营养补充剂；如因呕吐或其他原因无法保证进食量时，可以通过输液进行电解质、水分、葡萄糖等的补充来纠正营养不良状态，患者的病情就会有所好转；严重的电解质紊乱一旦发生，就必须进行治疗，扛是扛不过去的。

## 131. 电解质紊乱对胎儿的影响有哪些

当孕妈妈出现电解质紊乱，主要对胎儿有以下影响：

（1）母亲血容量不足，会使子宫和胎盘血流量减少、胎盘分泌各种激素的能力下降，从而引起胎儿生长发育迟缓、低体重，甚至死胎。

（2）缺氧和低镁状态下可诱发子宫平滑肌收缩而引起流产、早产等。

（3）低钠血症使硫酸脱氢表雄酮的胎盘清除率下降，从而影响胎盘血流灌注。

（4）低钾血症影响胎儿细胞代谢，从而影响其神经系统及其他系统的正常发育。

除此以外，如果孕妈妈存在长时间内环境紊乱、超出胎儿调节能力时，新生儿在出生时也可出现相应的内环境紊乱：

（1）低钠血症。新生儿心率增快、血压降低，严重者可出现休克，也可因脑水肿而出现神经系统症状。

（2）高钠血症。新生儿会有嗜睡、激惹、烦躁、呼吸增快、呕吐、心率加快的症状，甚至出现心力衰竭等。高钠血症使神经细胞脱水、脑组织皱缩、脑脊液压力下降、颅内小血管充血，易产生破裂、导致颅内出血，可发生惊厥及昏迷，最终造成死亡或神经系统后遗症。

（3）低钾血症。可引起新生儿神经肌肉兴奋性降低，出现反应低下、腱反射减弱、腹胀或肠麻痹、心律失常、肾浓缩功能障碍等。

（4）高钾血症。会出现心动过缓或过速等心血管系统的不稳定的情况。孕妈妈电解质紊乱应尽早就医，及时纠正。


## 132. 妊娠期为什么会便秘

便秘是指排便次数减少，粪便干硬和排便困难。排便次数减少指每周排便少于 3 次。排便困难包括排便费力、排出困难、排便不尽感、排便费时，甚至需手法辅助排便。

便秘是妊娠期最常见的症状之一，也是妊娠期最麻烦的事情之一。随着孕周的增加，便秘会愈来愈常见和严重，从而导致孕妈妈腹痛、腹胀，进食、睡眠受到影响。严重者可导致肠梗阻，甚至发生早产。孕妈妈发生便秘的原因通常有以下几点：

（1）怀孕后，体内分泌大量的孕激素，引起胃肠道肌张力减弱、肠蠕动减慢。

（2）不断增大的子宫压迫胃肠道，尤其是孕晚期、胎头入盆后，胃肠道特别是直肠受到的机械性压力越来越明显，常常伴有痔疮形成。

（3）有许多孕妈妈在尚未妊娠时就有便秘的毛病。妊娠后，由于行动不方便身体活动减少，加上肛周疾病发作，排便时出血或疼痛，使得孕妈妈对排便有种恐惧感，并有意识减少排便，使便秘情况更加严重。

（4）妊娠以后，孕妈妈如果习惯进食大量高蛋白、高脂肪的食物，而忽视蔬菜的摄入，就会使胃肠道内膳食纤维含量不够，不利于食物残渣持水形成软化的大便，过于干硬，不利排出。

（5）肠道菌群失调也是便秘诱因之一。正常的时候，肠道里的有益菌数量会大于或者等于有害菌，但怀孕可能会逆转这样一种平衡，使得有益菌数量大为减少，肠道水分减少，蠕动减弱。

（6）妊娠后活动过少也是一个原因。许多女性妊娠后，长时间坐着或躺着，使得蠕动不已减少的结肠中粪便排出减慢，滞留的粪便中的水分被过度吸收，就加重腹胀和便秘的发生。

## 133. 妊娠期怎么防治便秘

在这里，笔者来为孕妈妈们提供 7 个防治便秘的小秘诀：

（1）增加富含膳食纤维的食物。在主食方面注意粗细粮搭配，建议每天吃五谷杂粮，如午餐和晚餐可以安排吃杂豆饭或杂粮饭（粗细粮比例 1：2）；吃富含膳食纤维的蔬菜、水果和魔芋制品，蔬菜中特别提醒每天要进食菌类蔬菜，如金针菇等。膳食纤维不但有刺激消化液分泌、促进肠蠕动、缩短食物在消化道通过时间等作用，还可在肠道内吸收水分，使粪便松软，容易排出。

（2）水分很重要。水量充分有通畅大便的作用。体内水分不足，便秘就会加重。因此，为预防和纠正便秘，一定要养成定时喝水的好习惯。建议孕妈妈每天拿个方便杯，每天平均饮 6 ～ 8 杯水，小口慢咽，不要渴了再喝。可在每天晨起空腹喝一杯白开水，有利于刺激肠道的蠕动，促进排便。

（3）尽量少吃刺激性辛辣调料和食品，少喝碳酸饮料。

（4）养成每天定时排便的习惯。最好早餐过后排便，不要在排便时阅读书报。切忌忍着不排便，因为粪便在肠内积存久了，不但造成排便不易，也会影响食欲。

（5）适量活动。从备孕开始就要每天规律运动，怀孕是特殊生理过程，并不是疾病之身，所以鼓励大家每天运动。这样不但促进肠道蠕动，缩短食物通过肠道的时间，缓解便秘；运动过程还是很好的胎教活动，对维持孕妈妈良好心情，同时给胎儿提供一个良好的胎宫环境都十分有利。

（6）充足的睡眠、愉快的心情、缓解精神压力等都是减轻便秘的好方法。

（7）适当增加富含益生菌的食物。双歧杆菌不仅能帮助食物的消化、吸收，还能调节肠道的蠕动。所以在妊娠期，孕妈妈可以吃富含益生菌的食物如酸奶等，对维持良好肠道功能非常重要。

经过上述调理，孕妈妈的便秘仍未减轻，可考虑使用通便药物，如乳果糖等，以便增加肠道的水分，利于粪便排出。也可以使用肛周黏膜保护性栓剂，预防、减轻排便的损伤和痛苦。

## 134. 妊娠高血压有什么症状

妊娠高血压分类包括 5 种，即妊娠合并慢性高血压、妊娠高血压、慢性高血压并发子痫前期、子痫前期、子痫。妊娠相关的高血压性疾病是引起妊娠结局恶化的主要原因，因症状隐匿，被称为"沉默的杀手"。

（1）通常妊娠高血压是在妊娠 20 周后出现血压升高。没有明显尿蛋白，生产后 12 周内血压恢复正常。期间可出现不典型的症状，如头痛、乏力，可能合并胎儿发育落后等现象。妊娠合并慢性高血压是指妊娠 20 周前血压升高，妊娠期都需要进行血压监控和药物干预，常发生在超重、肥胖的孕妈妈身上，也常常有家族病史，是更需要全程警惕的高危妊娠情况之一。

（2）子痫前期往往发生在孕晚期。除了血压升高外，还会伴有蛋白尿、水肿，或者虽然没有蛋白尿，但可能出现血小板减少、肝功能异常、肾功能异常、肺水肿、中枢神经系统异常或视觉障碍。

（3）一旦出现子痫，就会在子痫前期的基础上发生不能用其他原因解释的抽搐。慢性高血压并发子痫前期，指的是孕前有慢性高血压，妊娠前无蛋白尿，妊娠 20 周后出现蛋白尿；或妊娠前有蛋白尿，妊娠

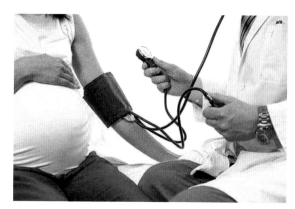

后蛋白尿明显增加，或血压进一步升高，或出现其他症状。

## 135. 妊娠期血压高饮食要注意些什么

妊娠期血压高真的需要全面的营养管理，全面到什么程度呢？从营养素角度来看，涉及脂肪、蛋白质、碳水化合物的质量和比例关系，更涉及钙、钠、镁、钾等矿物质的平衡，以及诸多具有抗氧化作用的营养素是否充足。从中也可以确定，妊娠高血压疾病的治疗离不开饮食管理。

（1）血中低密度脂蛋白浓度过高，可沉积在血管壁上，致使动脉血管弹性降低，血压升高。另外过氧化脂质升高引起胎盘血管动脉粥样硬化。因此孕妈妈血压高时，要控制来自肥肉、奶油、人工黄油等的饱和脂肪的摄入，同时增加来自植物油，特别是橄榄油、茶油的单不饱和脂肪、多不饱和脂肪的比例，把血脂管理好。

（2）低蛋白性营养不良是孕妈妈血压升高的诱因也是后果，因此在妊娠期要注意补充足量优质蛋白质避免缺乏。

（3）碳水化合物是主要的供能物质，随着孕周的增加，要适当增加摄入量。但不可过量，否则会引起体内脂肪堆积，体重过度增加，加重血压升高。

（4）钙、镁摄入不足会使平滑肌痉挛、血管壁弹性变差，血压升高。妊娠期钙需要量增加，很容易发生缺乏的情况。妊娠期水肿、饮食不合理，则可能引起血镁水平偏低。

（5）钠摄入量过多会导致水分潴留，血容量增加，血压升高，低钾摄入则会影响肾脏对钠的排泄，并破坏细胞内外水分分布，影响细胞的物质代谢。外卖、食堂就餐都容易带来高钠低钾摄入的结果。孕晚期合并水肿和血压异常时，可以考虑用低钠盐，低钠盐是以25%的氯化钾替代氯化钠，有些配方可能还含有5%的氯化镁，有助于限钠、补钾、补镁。

总而言之，孕妈妈应尽量减少在外就餐，而选择居家烹饪。因为口味清淡、食材丰盛而新鲜，不仅可以有效规避风险，还能确保摄入足够的富含抗氧化营养素的优质植物油（维生素E）、深色蔬果（维生素A和维生素C、番茄红素等植物化学物）、水产品（DHA、EPA、矿物质）、坚果、菌菇、杂粮（锌、硒、镁、钾）等，这样才能降低妊娠高血压的风险和危害。

### 136. 妊娠期血压高需要吃药吗

除了生活方式管理、体重控制、注意休息等措施外，合并有高血压的孕妈妈，通常离不开药物的帮助。这是因为相比非妊娠期，妊娠期的血压控制要求更为严格，且妊娠期循环负担重，加之胎盘因素干扰，血压控制难度增加。没有发生脏器功能损伤的孕妈妈，血压应该控制在 130/80 ~ 155/105 mmHg；已经出现脏器功能损伤的孕妈妈，血压应该控制在 130/80 ~ 139/89 mmHg。

如果是孕前就有高血压基础病，妊娠期通常需要换成对胎儿安全的降压药持续服用才能维持血压稳定，延长孕周、尽可能保障胎儿足月和母体安全。临床一般会选择拉贝洛尔、硝苯地平或硝苯地平缓释片等。

除了降压药物，孕妈妈血压高还有可能会用到非处方药阿司匹林来降低血液高凝状态、改善子宫动脉血流，预防宫内发育迟缓的发生，预防血栓形成避免出现胎盘梗阻。

高血压孕妈妈可能会需要服用含钙、镁、钾等电解质类药物，用于解除血管的痉挛、改善循环阻力，增进心脏机能。

### 137. 妊娠期高血糖有什么症状

妊娠期血糖高分为两种情况，一种是孕前就确诊了糖尿病，或孕前未进行过血糖检查的孕妈妈，在孕早期符合相应诊断标准，这样的情况称为孕前糖尿病或妊娠期显性糖尿病。另一种情况是孕前血糖正常，孕中期（妊娠 24 周后）出现血糖升高，这样的情况称为"妊娠糖尿病"。

大多数妊娠糖尿病的孕妈妈是没有明显的体重减轻、易饥、多饮和多尿的高血糖症状的。妊娠期血糖变化的特点是餐后偏高、餐前偏低，血糖在餐间波动幅度大。故从症状上看，常常会表现为进食后倦怠、困乏，一吃就饱，一会儿又饿。随着孕周进展，血糖的波动性会更大，可能会出现羊水过多；胎儿体重超出预期等情况。妊娠糖尿病的妈妈更容易发生低血糖，在不规律进食、空腹时间过长或主食摄入不足时出现心慌、虚脱等严重的低血糖反应是非常危险的，直接威胁母胎的生命安全。

血糖控制不佳，更容易罹患真菌性阴道炎，尿路感染等，如得不到有效治疗，甚至逆行引发宫内感染和早产，威胁胎儿安全。另外，相比妊娠期发生的糖尿病，孕前糖尿病患者的病情和症状往往出现较早，也较重，更需要及时确诊和积极处理。

### 138. 孕妈妈容易饿是得了糖尿病吗

饥饿感可以来自血糖低，也可能来自低钠等血中电解质水平的变化，还可以来自胃排空后的神经反馈——胃底细胞分泌的食欲刺激素能促进胃排空、让人产生进食愿望，增加进食频率，也能促进骨形成、体重增加和能量的正平衡，胖人的食欲刺激素水平较低，进餐后食欲刺激素水平就会显著降低。因为，妊娠期胎儿需要大量吸收营养物质，孕妈妈的代谢会随之提速。所以，更容易感到饥饿，这是属于正常的表现，也是好事，是母胎体系健康发展的标志。

有些异乎寻常的饥饿感，如过于频繁、强烈，与进食量不符，则应该引起警惕。

妊娠期容易饿，要考虑甲状腺功能是否正常。甲亢时，分解代谢旺盛，会有怕热、易饥、易怒、心慌等伴随症状。这种"饿"与血糖虽然没有直接关系，但甲亢孕妈妈确实比一般人要更容易合并血糖问题。

孕早期因为雌孕激素、胎盘激素水平飙升，影响胃肠道腺体分泌和胃肠动力，有些人会表现为胃酸分泌过多、反酸、腹胀，进食方可缓解不适。这种"饿"，与糖尿病没啥关系，可顺应性进食来缓解症状。

当然，妊娠期会出现生理性的胰岛素抵抗，如果发生反馈性的高胰岛素血症或胰岛素作用的相对不足，一方面会导致进食前后血糖的大幅波动，另一方面会导致组织细胞对营养物质利用不充分。这种情况下，频繁发生的饥饿感，通常应该考虑血糖出现问题，需要进行 75 g 口服葡萄糖耐量试验明确诊断，满足下列三项之一即可诊断妊娠糖尿病：空腹血糖 ≥ 5.1 mmol/L、1 小时血糖 ≥ 10.0 mmol/L、2 小时血糖 ≥ 8.5 mmol/L。

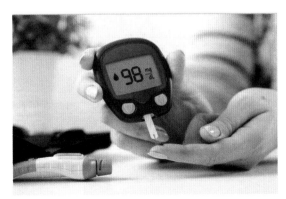

无论是否存在血糖异常，妊

娠期都讲究个少量多次进食，避免长时间空腹，及时补充能量和营养物质。同时，要选择有一定体积和需要一定排空时间的低血糖负荷主食而不要用甜食、甜饮料、水果等来缓解饥饿感，避免造成进餐前后血糖的大幅波动，才能给胎儿提供一个稳定的营养内环境，为孕妈妈缓解饥饿感的同时减轻代谢负荷。

## 139. 妊娠期血糖高需要打胰岛素吗

妊娠期血糖发生问题的概率差不多是 1/6，在发生了血糖问题的孕妈妈中需要采用胰岛素治疗的比例大致也是 1/6。

孕前就有的糖尿病，在妊娠期往往需要打胰岛素才能控制好血糖，这是因为妊娠期除了限定品类的胰岛素制剂，其他的口服降血糖药物都是限制使用的，因为可以穿透胎盘影响到胎儿，其安全性得不到保障。孕前糖尿病的发病率很低，仅为 2% ~ 5%。

而孕前正常、孕早期空腹血糖也正常，直至妊娠 24 周经糖耐量试验才明确诊断妊娠糖尿病的孕妈妈，真正需要靠打胰岛素才能管好血糖的概率很低。大多数情况下通过控制饮食和适当运动就可以控制血糖达标了，如果单纯靠饮食和运动不能让血糖达标，就需要使用胰岛素。用了胰岛素是不是饮食和运动措施就可以放松了呢？正相反，如果没有合理饮食和适度运动，胰岛素治疗后血糖波动非但不会变得平稳，可能会更容易发生低血糖。

医生处方胰岛素，不是仅看血糖水平，有时是出于营养改善的考虑，用于增重不足、对进食后血糖升高特别焦虑以致饮食不足的孕妈妈。

## 140. 妊娠期高血糖，产后血糖可以恢复正常吗

大部分妊娠糖尿病患者在分娩后随着胎儿、胎盘的娩出，体重和代谢负担的减轻，血糖调节能力即可恢复正常水平，血糖会变得较孕晚期更好控制，通常在产后 6 ~ 12 周复查口服葡萄糖耐量试验（oral glucose tolerance test，OGTT）时就能够摘掉"糖妈妈"的帽子了。

孕前糖尿病和妊娠期显性糖尿病患者的情况要复杂一些，除了妊娠带来的生理变化，本身存在的糖代谢异常未必能够自然缓解。尽管如此，但还是应该在产后 6 ~ 12 周行 OGTT 检查，了解血糖及胰岛细胞功能恢复的情况，如果

仍有异常，需按照糖尿病管理原则接续治疗。

值得重视的是，妊娠期高血糖对母儿两代人的影响不因妊娠终止而结束，换句话说，只要妊娠期出现高血糖，即使产后血糖恢复正常，也会明显增加母亲和孩子出现代谢性疾病，如肥胖、糖尿病、高脂血症的风险。因此，妊娠期高血糖的患者需要在产后 1 年再次进行 75 g OGTT 检查评估糖代谢状态，随后每 2 ~ 3 年进行 1 次 OGTT 检查。妊娠期高血糖产后的母亲们需要做的是尽量母乳喂养，对于婴儿来讲母乳是最好的食物，同时也有利于母亲胰岛细胞功能的恢复和体重、血糖的管理。

## 141. 妊娠期高血糖可以吃水果吗

新鲜水果是维生素、矿物质、膳食纤维和植物化学物的重要来源，对提高膳食微量营养素和植物化学物的摄入量起到了重要作用。我国居民水果摄入长期不足，已经成为了制约平衡膳食和某些微量营养素不足的重要原因。因此，妊娠期保证摄入新鲜应季的水果非常重要，最好可以变换购买种类，在家中或工作单位把水果放在容易看到和方便拿到的地方，这样可以天天吃到。

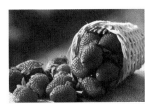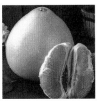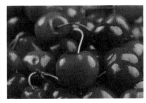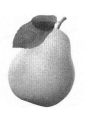

当然，妊娠期高血糖的情况下，要保证血糖达标才可以吃水果，否则只能暂时用黄瓜、西红柿、胡萝卜、萝卜等低糖蔬菜替代。血糖达标是指餐后 2 小时血糖 < 6.7 mmol/L，这样可以选择柚子、苹果、草莓、樱桃等低糖水果，每次 100 ~ 200 g 作为正餐后 3 小时的加餐。在此需要特别注意的是，即使血糖达标了，也不可选择大枣、菠萝、芒果、香蕉等高糖水果。正文后会附上常见水果的升糖指数，其中升糖指数 ≥ 70 为高升糖指数，升糖指数 ≤ 55 为低升糖指数，升糖指数在 56 ~ 69 的为中升糖指数。升糖指数可以部分反映食物对血糖影响的程度，升糖指数越高越可能引起血糖激增。

表 2-7　常见食物的升糖指数

| 食物名称 | 升糖指数 | 食物名称 | 升糖指数 | 食物名称 | 升糖指数 |
|---|---|---|---|---|---|
| 干枣 | 102 ± 1 | 猕猴桃 | 52 ± 0 | 桃子 | 28 ± 0 |
| 西瓜 | 72 ± 13 | 葡萄 | 43 ± 0 | 葡萄柚 | 25 ± 0 |
| 菠萝 | 66 ± 0 | 橘子 | 43 ± 0 | 李子 | 24 ± 0 |
| 木瓜 | 58 ± 0 | 梨 | 36 ± 3 | 樱桃 | 22 ± 0 |
| 芒果 | 55 ± 0 | 苹果 | 36 ± 2 | | |
| 香蕉 | 53 ± 6 | 草莓 | 32 ± 0 | | |

## 142. 妊娠期高血糖可以吃无糖食品吗

　　妊娠期高血糖的情况下要注意避免添加糖的摄入，并且要控制好食物的总能量。添加糖通常指葡萄糖、麦芽糖、果糖、淀粉糖浆、葡萄糖浆、果葡糖浆等。根据中国国家标准《预包装特殊膳食用食品标签通则》规定，"无糖"的要求是指固体或液体食品中每 100 g 或 100 mL 的含糖量不高于 0.5%（即 0.5 g）。

　　目前常用的代糖主要分为三类，分别是糖醇类、天然甜味剂、人工合成甜味剂。糖醇类包括木糖醇、麦芽糖醇、赤藓糖醇等。天然甜味剂包括甜菊糖苷、罗汉果甜苷、甘草甜素等。人工合成甜味剂包括三氯蔗糖、阿斯巴甜、安赛蜜、纽甜等。

　　为了满足糖尿病患者的需要，市面上各种各样的无糖食品层出不穷，但不是所有的无糖食品都是满足高血糖患者的食用标准的，有些食品包装上虽标示着"无蔗糖"字样，但配料表却写着糊精，糊精这东西升糖作用堪比蔗糖。挑选无糖食品，不仅要看食品包装上有无蔗糖，还要考虑食物本身碳水化合物的含量和质量，例如无糖糕点，这类食品富含淀粉和油脂，膳食纤维含量却往往不足，进食后的血糖反应会非常惊人。

　　除了饼干、点心，瓶装饮料和酸奶市场也刮起了"无糖风"。即便不增加孕妈妈的糖负荷，饮用瓶装饮料也不如饮用白水，所有调味的成分并无营养价值，徒增肝、肾工作压力不说，还可能降低了补水的效果。至于酸奶的无糖化处理，笔者认为是个好事，可以让原本无法享用普通含糖酸奶或因对牛奶乳糖不耐受而无法足量饮奶的"糖妈妈"多一个营养来源。

## 143. 妊娠期高血糖可以吃粗粮饼干吗

粗粮饼干，听上去挺健康的。但妊娠期高血糖可以吃吗？我们还是一起来分析一下它们的原材料和营养成分再下定论吧。

粗粮饼干通常是指使用苦荞、莜麦、玉米、山药、薏苡仁、燕麦、苦瓜、豌豆、黄豆，或添加了麸皮、魔芋等部分替代小麦粉加工而成的饼干。饼干的营养特点一般是高淀粉（含量在40%左右）、高脂肪（含量在30%左右），蛋白质含量低，经过高温烘焙而成的饼干粗粮原料中其他营养素含量则所剩无多。即便是以粗粮为主要原料制作，也没能改变这一特性。另外，在很多粗粮酥性饼干的工业化生产中，常会用到起酥油，这会增加饱和脂肪、反式脂肪的含量，不仅无益，可能有害。

真正符合妊娠期血糖控制和营养需求的饼干并不是没有，其配方和工艺的讲究要更多，还会经过升糖指数的测试来证明符合血糖控制要求，并不是随便冠以"粗粮"二字那么简单的。因此，选择需谨慎。

## 144. 妊娠期高血糖可以吃酱牛肉吗

酱牛肉是传统美味，有上千年的历史，制作方法并不复杂，是用新鲜的牛腱子，滚水去浮沫后，加五香、酱料卤制，晾凉后切片食用，肉质紧实，营养丰富。相较于猪肉来讲其蛋白质含量高，脂肪含量较低，钙、铁、锌等矿物质含量较高。按传统方式制作的酱牛肉本身是不大会引起餐后血糖波动的，哪怕是在血糖相对敏感易变的妊娠期，与合适的主食搭配起来食用，控糖效果较一般荤菜好。

不过，当下肯花时间去菜市场挑块精瘦的牛腱子来自己制备酱牛肉的人家可不多，基本都是采买预包装肉食和工厂化生产的酱牛肉吧，味道肯定更浓郁（盐多），为了卖相好看，还可能会用到某些赋形剂，如淀粉、胶质，这些调料、添加剂对血糖的影响则不好说。临床也确实可以见到孕妈妈在食用某些品牌的酱牛肉后血糖失控。

酱牛肉是好东西。只是，当它也爱上了"微整"和"化妆"，变得不那么本色的时候，"糖妈妈"可要谨慎选择哦。

### 145. 妊娠期高血糖可以吃莜面吗

莜面在我国西北是最常见、最普通的家常面食，无论蒸、炒、煮、凉拌都很好吃。其实，莜面就是燕麦粉，营养价值丰富，蛋白质及脂肪含量相较于荞麦面、玉米面等其他粗杂粮面粉都高，并且含有比较丰富的尼克酸和维生素 E、镁、铁、锰等矿物质含量也较高。

尽管如此，莜面对血糖的影响还是取决于烹饪加工方式。一般的蒸、煮等做法，成品基本属于中升糖指数的范畴，对于妊娠期高血糖的孕妈妈来讲，莜面主食应该算是一种不错的选择，至少比精白小麦粉的主食要好。但让人担心的是，很多地区的传统莜面餐式是以主食为主的，比如，一份浇汁莜面鱼鱼作为一餐，妥妥的高碳水化合物饮食模式啊，这可不符合妊娠期血糖控制和营养补充的需要。要知道，从能量和碳水化合物的含量上比较，莜面和普通小麦面粉相当，对于需控制血糖的孕妈妈来讲，每餐主食提供能量要占 50% 左右，另外配合上瘦肉、蔬菜、豆腐、蘑菇、合适的植物油，这种混合食物的餐后血糖反应才会相对平稳，营养也才全面。

另外，对于血糖控制困难的孕妈妈来说，莜面往往也不好使，还是拿未磨成粉的燕麦粒混合白米来蒸杂粮饭，才最有利于血糖控制。足见，尽管莜面算是一种营养不错的粗粮，也不见得能够把握住所有"糖妈妈"的餐后血糖。

### 146. 妊娠期高血糖可以吃宽粉吗

不管是宽的，还是圆的，粉条、粉丝在我国的拥趸从南到北，从男到女，几乎没人不爱。要说这东西，就是使用红薯、土豆淀粉通过手工或者机械化制作而成，主要成分淀粉，保不齐还有些添加剂成分。

对于妊娠期高血糖的孕妈妈来讲，吃宽粉约等同于吃主食，它肯定不是菜。换句话说，如果这顿饭吃了宽粉，其他的主食就要相应减量，也许可以大致维持碳水化合物与能量不至于超标太多。然而，粉条粉丝中的淀粉失去了在全谷物原料中与膳食纤维、蛋白质等成分的依存关系，消化排空吸收入血的速率怕是就要加快，对餐后血糖的影响也会更加惊人。

如果把蚂蚁上树（肉末炒粉丝）、凉拌粉皮什么的，当成是一道佐餐的菜肴，配上碗白米饭，那餐后血糖肯定更要完蛋。关键是，粉条粉丝还挤占了原本属于青菜、西红柿、木耳、海白菜、鱼禽、豆腐等的战略地位，纯属是给"糖妈妈"妊娠期的营养状况添乱。

除了宽粉，还包括粉丝、粉条、米皮、凉皮、粉皮、凉粉等，都是一样的道理，白白挤占能量指标，不仅带不来蛋白质、优质脂质、维生素、矿物质、膳食纤维，还特能添乱，孕妈妈就放一放，尽量别吃了。

## 147. 妊娠期高血糖可以吃胡萝卜等根茎类蔬菜吗

蔬菜一般是指含水量较多，并且富含维生素、矿物质、膳食纤维和植物化学物的陆生、水生植物，可以分为：根茎类、叶菜类、花果类、种子类，每类蔬菜各有其营养特点。

根茎类蔬菜通常是植株储备能量和营养的部位，如胡萝卜、土豆、芋头、山药等，碳水化合物含量比之嫩茎、叶、花菜类蔬菜（如油菜、菠菜、西兰花）丰富得多，会对"糖妈妈"的餐后血糖造成不同程度的影响。

如果说，我们吃蔬菜的目的就是补充碳水化合物，那当然要优选根茎，然而并非如此。因为在膳食营养素来源中，蔬菜的主要任务是提供维生素、矿物质、抗氧化的植物化学物、膳食纤维等，要说起这些成分，根茎类蔬菜并不占优。嫩茎、叶、花菜类蔬菜富含 β-胡萝卜素、维生素 C、维生素 $B_2$、矿物质；叶类蔬菜的维生素含量一般高于根茎类和瓜菜类；十字花科蔬菜（如甘蓝、菜花、卷心菜等）富含植物化合物如异硫氰酸盐；菌藻类（如口蘑、香菇、木耳等）富含蛋白质、多糖、β-胡萝卜素、铁、锌和硒等矿物质。因此对于妊娠期来讲，各类蔬菜都要搭配食用，才能做到营养均衡。对于妊娠期高血糖的孕妈妈来讲，更不能把蔬菜的份额过多地交给根茎类。

## 148. 妊娠期高血糖可以喝豆浆吗

大豆富含蛋白质、豆固醇、磷脂、膳食纤维，淀粉含量很低，碳水化合物成分主要是一些低聚糖类，不仅不升糖还能调节肠道菌群和延缓肠道内糖脂的吸收入血的速率，大豆制品是中国人摄取蛋白质与钙、锌的最佳来源之一。纯大豆豆浆中的蛋白质，含量可达 2.56%，同时还富含磷、铁等矿物质，且铁的含量是牛奶的 25 倍。黄豆豆浆富含 B 族维生素、维生素 E 及硒，具有抗氧化功效。对于孕妈妈来讲豆浆是非常健康的食品。因此，"糖妈妈"肯定也是可以饮用大豆豆浆来补充营养的，且无须担心对血糖的不良影响。

不过，在妊娠期高血糖的情况下，饮用豆浆时要注意两点，因为这两点对于控糖比较关键。第一点是避免加入白糖、红糖、葡萄糖等添加糖；第二点是尽量选择纯黄豆或黑豆豆浆饮用，避免放入其他杂粮杂豆（因富含淀粉，制浆和煮沸过程中会促进淀粉糊化，很容易造成血糖升高）。

## 149. 糖耐量检查没问题，饮食就不用忌口了吗

口服葡萄糖耐量试验是指在妊娠 24 ～ 28 周口服 75 g 葡萄糖，然后测血糖变化，观察患者耐受葡萄糖的能力，是目前公认的妊娠期筛查妊娠糖尿病的标准检查。

在临床中，以往会更加关注口服葡萄糖耐量试验异常孕妈妈的管理，而不够重视妊娠 24 ～ 28 周口服葡萄糖耐量试验正常孕妈妈的饮食指导和体重管理。这部分孕妈妈自身也常常忽视自我健康保健。导致孕晚期体重增加过快。研究显示，糖耐量正常孕妈妈，孕晚期不合理增重会增加母亲和胎儿发生不良结局的风险。对于孕妈妈来讲，妊娠高血压疾病的发生风险会增加。对于胎儿来讲，发生巨大儿的风险也会增加。因此，即使糖耐量检查没有问题，饮食也同样需要科学合理，遵照《孕期妇女膳食指南》的原则，体重合理增长，避免出现孕晚期不良的健康结局。

## 150. 妊娠期很容易发生低血糖吗

妊娠期低血糖是指孕妈妈血糖值低于正常水平的状态，通常认为诊断标准为血糖 < 3.3 mmol/L，常发生于糖尿病孕妈妈群体，也可见于妊娠反应严重进食困难的个体，多出现在空腹或夜间。确实，妊娠期较非妊娠期更容易发生低血糖。

孕妈妈低血糖的原因主要包括 4 个：一是组织糖原的储存增加，二是外周葡萄糖的利用增加，三是肝脏葡萄糖的生成减少，四是胎儿消耗葡萄糖（尤其是在孕后期）。

孕妈妈低血糖的表现多种多样，总的来说共分为两种形式，即神经源性症状和神经低血糖症状。神经源性症状包括震颤、心悸和焦虑，以及出汗、饥饿和感觉异常。神经低血糖症状包括认知损害、行为改变、精神运动异常，以及血糖浓度更低时出现的癫痫发作和昏迷。另外值得注意的是，无知觉性低血糖发作时可能没有任何症状。

孕妈妈如果出现低血糖的表现并且意识清醒的，应立即口服葡萄糖溶液或含服糖块，口服软饮料或果汁；如果出现低血糖并且已经进入昏迷的情况下，不要擅自喂食糖块或糖水，应立即拨打120急救电话。妊娠期低血糖是妊娠期潜在的严重并发症，重症低血糖发作会对母儿造成严重的不良影响，需要得到重视。

## 151. 怎么预防妊娠期低血糖

妊娠期非常不适合"低碳"饮食模式。不吃主食或主食摄入过少，固然可以有效控制体重，让孕妈妈保持窈窕的身材，但却较非妊娠期更容易诱导出现酮体升高，这种脂肪分解动员产生的小分子具有酸性，胎儿无法利用，如果孕妈妈自身也不能及时通过糖异生途径有效转化生成足够的葡萄糖来维持血糖稳定，就会发生宫内的低血糖，让"小主"受害了。因此，妊娠期预防低血糖的最关键措施是每天主食量不少于150 g干重，一般应达到200～250 g干重才够。

另外，合理分餐，避免长时间空腹也是预防低血糖的有力措施。习惯晚睡晚起的，又担心晚餐进食会发胖，晚餐或晚加餐的碳水化合物摄入不足，不肯吃饱加之夜间空腹时间过长就会造成夜间低血糖。

再有，妊娠期易发低血糖，高胰岛素血症也是诱因之一。妊娠期本就会出现生理性的胰岛素抵抗，如果酷爱甜食，主食多选择各种快消化淀粉，如白米粥、面糊糊、白面馒头、甜面包、饼干，进食后更容易激发胰岛素过量分泌，而食物中的碳水化合物被快速吸收后就难以为继了，可不就低血糖了。因此，进入妊娠期就该抵御甜食诱惑，远离质量低劣的快消化淀粉主食，按时按量选择高质量的低血糖负荷的碳水化合物来源，才能有效预防低血糖的发生。

## 152. 妊娠期血脂为什么会升高

血脂是血浆中的中性脂肪（胆固醇和甘油三酯）和类脂（磷脂、糖脂、固醇、类固醇等）的总称。

血脂异常通常指血清中胆固醇（CH）、甘油三酯（TG）、低密度脂蛋白胆固醇（LDL-C）水平升高或高密度脂蛋白胆固醇（HDL-C）水平降低。血脂异常在临床中分为高胆固醇血症、高甘油三酯血症、混合型高脂血症和低高密度脂蛋白胆固醇血症。

为满足胎儿生长发育的需要，妊娠期母体的代谢会发生一系列生理性变化，妊娠期的血脂水平通常呈生理性升高。对于处于妊娠期的正常孕妈妈来说，其脂肪摄入量会增加，再加上肠道脂质吸收能力的提升、酶分泌状态的改变，会对脂蛋白代谢产生很明显的影响，导致妊娠期处于生理性高血脂状态。生理性的血脂升高一般不会对母体心血管器官和胎儿的生长发育造成影响。但当血浆中血脂水平超过一定限度，特别是伴随有过氧化产物增高的情况，会导致出现血管内皮细胞受损，甚至是引发凝血、免疫系统疾病等一些严重后果，若是损伤进一步发展，就会产生严重的不良结局。然而，有关妊娠期血脂正常值范围、妊娠期血脂异常如何诊断与管理的研究比较少，目前国际上尚无共识如何处理。有部分研究发现，随着妊娠期的增长，血脂水平总体呈升高趋势，其中变化最显著的是 TG。孕晚期的 TG 水平是孕早期的 2.30 倍。此外，孕晚期TC、HDL-C 和 LDL-C 的水平分别是孕早期的 1.32 倍、1.05 倍和 1.37 倍。孕前没有血脂问题，妊娠期血脂各项适当升高不是问题。相反，孕前或孕早期出现血脂异常升高，则预示着妊娠期高脂血症的发生，应特别警惕，加强营养控制和监测才对。

## 153. 妊娠期血脂高的症状有哪些

血脂升高可对妊娠结局产生不良影响，不仅是影响到孕妈妈，同时会影响到胎儿。其具体症状主要表现在以下 3 个方面：

（1）血脂轻度升高时，孕妈妈通常没有特别明显的不适；但超出一定范围后，孕妈妈机体血液浓缩、血液循环减慢可造成多脏器微循环障碍，进而出现血压升高、代谢异常、脏器功能受损等有关问题。

（2）血脂水平的异常升高会增加妊娠并发症，包括妊娠糖尿病、妊娠高血压疾病、早产、子痫前期和巨大儿等。并且会增加孕妈妈产后血糖血脂异常风险，还可能引起胎儿的糖代谢紊乱。尤其是极高的高甘油三酯血症会诱发胰腺炎，是非常可怕的妊娠并发症，此类事例在产科临床屡见不鲜，必须尽早识别和进行预防性干预才行。

（3）血脂异常升高后孕妈妈血液流变出现异常，进而影响胎儿-胎盘功能，并减少子宫-胎盘血液循环灌注，引起胎儿血液流变产生变化，形成血液循环障碍，进而削弱母婴对缺氧耐受度，从而导致生长迟缓、新生儿窒息、羊水代谢障碍等。

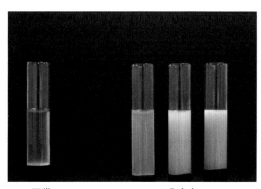

正常　　　　　　　　　乳糜血

## 154. 如何避免妊娠期血脂异常

除个别人的高脂血症是有强势的遗传背景外，多数情况下血脂异常与饮食和生活方式有密切关系。因此。无论对谁，无论在任何时候，饮食治疗和改善生活方式都是血脂异常治疗的基础措施。避免妊娠期血脂异常，更要从饮食、运动及生活方式做起。孕妈妈首先要提高营养认知能力，营养干预越早越好，坚持合理的膳食习惯。总体原则为：总量控制，合理搭配，少量多餐，规律运动。

另外，在满足每天必需营养和总能量需要的基础上，尽可能用不饱和脂肪酸来替代饱和脂肪酸和反式脂肪酸。通常认为植物油的饱和脂肪含量不高，相对于动物油脂更安全，然而植物油中的棕榈油、花生油就是饱和脂肪大户，血脂异常的孕妈妈应该尽量避免使用，而要更多选择橄榄油、亚麻籽油等单不饱和、多不饱和脂肪含量为主的优质油品。富含 ω-3 多不饱和脂肪酸的食物（如深海鱼、鱼油、亚麻油）有助于调节脂代谢，具有保护作用。

烘焙面食、点心，往往要用到猪油、黄油、奶油等高饱和脂肪辅料，如果用的是天然奶油还要因其风味而特别宣传一番。用天然奶油替换人工黄油、氢化植物油等，固然能更好吃些，然而却对减轻孕妈妈血脂的威胁并没有什么助益。

精制糖、精制谷物、快消化淀粉主食也是导致血脂升高的推手。相反，膳食纤维具有减少和延缓外源性脂肪吸收，降低餐后血脂的作用。因此，不吃甜食，不喝甜饮料；在主食选择时吃得粗硬一些，多用整谷整豆等，都是改善血脂控制的好措施。

骨骼肌是消耗血脂的主要组织。动起来，在保证安全的前提下，坚持每天规律运动，让肌肉做功来降低血脂吧。

### 155. 妊娠期降血脂饮食建议有哪些

之前提到血脂异常在临床中分为高胆固醇血症、高甘油三酯血症、混合型高脂血症和低高密度脂蛋白胆固醇血症，血脂异常与饮食和生活方式有密切关系。因此，妊娠期血脂升高首先要进行饮食的调整。在此主要谈谈几点单纯高甘油三酯血症时饮食的建议。

（1）一般有高甘油三酯血症的孕妈妈都超重或肥胖，应限制饮食总热量，甘油三酯可随体重的得到合理控制而降低。

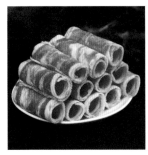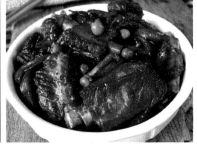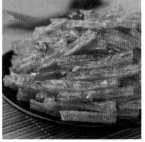

高脂食材，如雪花肥牛、排骨、辣条

（2）碳水化合物控制在占总热能 50% 左右，不宜吃含蔗糖、果糖的各种糖果、蜂蜜、含糖点心、水果罐头及糖浆；烹调菜肴及饮用牛奶、豆浆等饮品时均不宜加糖。

（3）限制胆固醇 < 300 mg/d。

（4）适当补充蛋白质，可选豆类及其制品、瘦肉、去皮鸡鸭、鱼类等。

（5）多选择新鲜蔬菜，粗杂粮及全谷物，以增加膳食纤维及饱腹感，并供给足量矿物质及维生素。

## 156. 妊娠期血脂高可以吃燕窝吗

大多数研究者认为纯燕窝（即金丝燕的唾液）中，主要包含水溶性蛋白质、氨基酸（其中包括 8 种必需氨基酸）、多糖以及钠、钙、镁、磷等元素物质。其中蛋白质占比 62% ~ 63%，碳水化合物占比 25% ~ 27%，碳水化合物包括唾液酸、甘露糖、葡萄糖胺、半乳糖胺、半乳糖和岩藻糖等。因此，从营养角度讲燕窝的价值在于蛋白质含量比较高，至于燕窝酸等成分的健康功效如何，则说法不一。

可以直接食用的燕窝制品在制作加工的过程中主要经过了泡发、炖煮、使用胶体磨打浆、定容、蛋白酶酶解、灌装杀菌等步骤，如果没有添加太多的糖或淀粉类增稠剂，营养价值的变化不大。对于血脂高的孕妈妈，饮食中强调脂肪的量和质的控制和调整，因此燕窝是可以选择的食品。

怎么说呢，虽然燕窝并非高脂血症孕妈妈的禁忌食物，但其实也无益于血脂的调整和控制，其营养和健康功效，怕是还比不上它带来的尊贵荣宠感受的抚慰力量。

## 157. 妊娠期血脂高，需要进行药物治疗吗

首先让我们了解一下降脂药物的情况。人体血脂代谢途径复杂，有诸多酶、受体和转运蛋白参与。目前临床上常选用的调脂药物大体上可分为两大类：一类主要是降低胆固醇的药物，另一类主要是降低甘油三酯的药物。其中部分调脂药物既能降低胆固醇，又能降低甘油三酯。对于严重的高脂血症，常需多种调脂药联合应用，才能获得良好疗效。无论何种血脂异常类型，在开始使用药

物治疗之前，医生的推荐都是先应用非药物措施进行干预，包括治疗性饮食、体重控制等；开始药物治疗后，也仍需坚持生活方式管理，否则效果不佳。

说到孕妈妈，问题就要简单多了。此话怎讲？对于孕妈妈来讲，临床常用的降脂药物通常都是禁用的，并且没有明确的使用降血脂药物的血脂标准。因此，妊娠期血脂升高，推荐从饮食调整、体重控制、规律运动这三方面处理，并且尽量在备孕时就开始学习相关营养知识，调整饮食结构，培养运动习惯，防患于未然。

只在孕中后期，严重的高甘油三酯血症或混合型高脂血症，明确药物治疗的获益要大于不治疗的风险时，才会在患者充分知情同意的前提下使用非诺贝特——一种贝特类降血脂药，且严格要求患者在服药期间坚持低脂饮食。

## 158. 妊娠期胆固醇升高是不是特别不好

血脂包括血浆中的中性脂肪（胆固醇和甘油三酯）和类脂。有研究显示，正常妊娠过程中，孕妈妈的血胆固醇水平会有升高趋势，其增幅为 0.5 ~ 1 倍。为何妊娠期会发生胆固醇的升高呢？

这是因为大脑拥有人体 25% 的胆固醇，胎儿的胆固醇来源于母亲，胎儿的胆固醇水平与后续的认知能力有关系，另外妊娠期大量合成的各种类固醇激素（包括维生素 D）的原料也是胆固醇。这些促使了孕妈妈的血胆固醇水平会出现生理性的升高，是再也正常不过的现象。相反，如果母体的胆固醇水平未见适度增加，或许说明母体营养状态不佳，而胎儿发育所需得不到相应的满足，并非好事。

当然，妊娠期胆固醇异常升高也是个"雷"。虽然当胆固醇轻度升高时孕妈妈通常没有特别明显的不适，但超出一定范围后，会增加妊娠并发症，包括妊娠糖尿病、妊娠高血压疾病、早产和巨大儿等的发生风险。还会增加孕妈妈产后血糖血脂异常的风险，可能引起胎儿的糖代谢紊乱。伴随高甘油三酯血症的高胆固醇血症，对于胎儿的影响是可能导致生长迟缓、新生儿窒息、羊水代谢障碍等。

## 159. 妊娠期胆固醇升高可以进行药物治疗吗

对于孕妈妈来讲，临床常用的降血脂药物通常都是禁用的，包括以降低低密度脂蛋白胆固醇为主的他汀类药物。虽然，到目前为止都没有观察到它妊娠期致畸的证据，美国食品药品监督管理局也已取消了该药妊娠期禁用的警告，但产科学界尚未修订相关指南来批准其在妊娠期的应用。其中一个重要原因在于妊娠期没有明确的需要使用降血脂药物的血脂异常诊断标准。

一些膳食补充剂可能具有一定的辅助调节血脂代谢的作用，如鱼油、膳食纤维、维生素 E 等。来自粗粮、豆类等植物种子中的植物固醇类物质也有助于减少肠道内胆固醇的吸收，降低血液中的胆固醇水平，国家膳食营养素推荐摄入量标准中就建议每天摄入植物固醇 2 g，来预防高胆固醇血症。以上提到的四种有益成分其实都可以由合理膳食、天然食材中获得。既然没有药物作为依凭，咱们就还是靠自己吧，如果孕前体检就曾发现高胆固醇血症，进入妊娠期需要继续定期监测胆固醇情况，如有异常可及早发现并干预。推荐从饮食调整、体重控制、规律运动这三方面进行处理。妊娠期异常胆固醇升高的情况，产后仍然要监测血液指标，并且持续控制饮食及规律运动，定期复查了解胆固醇的变化情况。

## 160. 妊娠期胆固醇升高的饮食建议

确定妊娠期胆固醇异常升高的标准要先拎清，并非超过化验单的参考标准上限就是！虽然，有些孕妈妈的总胆固醇水平高了，但主要是因为高密度脂蛋白胆固醇成分高所致，而非低密度脂蛋白胆固醇异常升高，其实根本算不上高胆固醇血症。

就算是发生了低密度脂蛋白胆固醇超上限，也未必够得上妊娠期高胆固醇血症的说法，因为在孕中后期它会有 0.5 倍左右的升高幅度，不同于非妊娠期的标准。

另外，在妊娠期母体要适量摄入胆固醇才能满足胎儿发育的需求，就算是血清胆固醇水平升高了，在进行饮食调整时也不适合严格限制胆固醇的摄入。在饮食中应继续保持每天 300 mg 左右的胆固醇摄入量，但应避免过高的饱和脂肪、反式脂肪摄入，以免干扰胆固醇代谢，诱发心脑血管和胎盘血管网的病变。对于超重或肥胖者，同时要控制热能和低质量的碳水化合物，保证提供蛋白质的精瘦肉、去皮禽肉、鱼、虾、豆腐等食物适量摄入，控制好体重增速。适当多食用新鲜蔬菜及瓜果类，各种粗杂粮及全谷物，增加膳食纤维，以有利于胆固醇的排出。多食用洋葱、大蒜、香菇、木耳、苜蓿、大豆及其制品等具有降胆固醇作用的药食同源的食物。

## 161. 甲状腺功能减退症的孕妈妈可以吃海产品吗

甲状腺功能减退症简称甲减，是由多种原因引起的甲状腺激素合成分泌减少或生物效应不足所致的全身性内分泌疾病。妊娠期较非妊娠期更容易发生甲减，因为妊娠期代谢负荷逐渐增加，需要甲状腺组织积极响应垂体和胎盘的指令，分泌更多的甲状腺素，如果本身甲状腺组织存在损伤，或甲状腺素合成的原料不足，这个时候就容易发生失代偿而表现为亚临床或临床甲减。

有个奇怪但深入人心的认知，一旦被诊断为任何一种甲状腺疾病，人们第一个就会拿碘盐开刀，深以为是碘带来的危害，连带着含碘的海货都会跟着被打入"另册"，处于"人不人，鬼不鬼"的境地。

但令大部分人大跌眼镜的是，妊娠期甲状腺功能减退症的营养治疗原则第一条恰恰是补充适量的食物碘。其他分别为：忌用促甲状腺肿物质；提供足量蛋白质；限制脂肪和富含胆固醇的食物；注意纠正贫血，提供丰富的维生素。营养治疗原则第一条也是最重要的一条，因为缺碘引起的甲减，除了一定要使用碘盐，还需要额外选择适量的海带、紫菜、海鱼等海产品，才可以补足妊娠期几乎翻倍的碘需求！你说，甲减孕妈妈该不该吃海产品呢？

食物中真正有可能导致甲减的，是某些蔬菜，其中可能含有促甲状腺肿的成分，对于甲状腺功能减退症的患者要合理处理后再食用。比如卷心菜、白菜、油菜等食物，不适合生食，应余烫或加热熟制后再食用，可破坏其中所含硫氰酸盐的致甲状腺肿大作用。另外，过多食用木薯、核桃等食物也是缺碘地区发生甲状腺肿大的因素之一。由于促甲状腺肿大物质影响甲状腺激素合成而导致的暂时性甲状腺功能减退症的患者，停用促甲状腺肿大物质后，甲状腺功能可自行恢复。

## 162. 甲状腺功能减退症的孕妈妈该怎么使用加碘盐

对于因缺碘引起的甲减，除了需要选择适量的海带、紫菜，还需要选择含碘的调味料，比如加碘盐、碘酱油等。加碘盐指的是增加碘制剂后的食用盐。即在食盐中加入一定比例的碘酸钾和适当的稳定剂，以专供地方甲状腺病流行地区食用的盐，市面上大部分包装带有"碘"字的盐都属于加碘盐。但在食用加碘盐时应注意以下几点。

（1）处在缺碘地区的孕妈妈必须科学地、长期地食用加碘盐。否则，一旦停用碘盐，碘缺乏病就容易发生或复发。

（2）每次购买碘盐不要太多，因为时间久，碘元素或沉降或挥发，可导致碘盐的碘含量发生变化，干扰补充效果。

（3）放碘盐的容器应加盖，并放置在干燥、遮光、避高温处。

（4）在菜肴将起锅时再加入碘盐，不要用碘盐爆锅、长炖、久煮，因碘易挥发，特别是以碘化钾作为碘添加剂的碘盐，就更要注意这一点。

妊娠期全程碘的需求都居于高位，是非妊娠期的2倍左右，因此有适用于妊娠期的碘盐其含碘量会进一步提高（30～35μg/g），此类产品特别适用于两类孕妈妈，第一类是因水肿、血压高等情况需要限制食盐用量者，第二类为因碘缺乏而又无法从富碘食物中获得部分碘补充者。

## 163. 甲状腺功能亢进症的孕妈妈可以吃海产品吗

这需要视情况而定。

甲状腺功能亢进症简称甲亢，是甲状腺腺体本身产生甲状腺激素过多，导致体内甲状腺激素过高，引起机体的神经、循环、消化等系统兴奋性增高和代谢亢进的内分泌疾病。孕妈妈的内分泌环境发生着激变，胎盘激素在结构上部分接近垂体分泌的促甲状腺激素，对甲状腺组织产生一定的影响，有些孕妈妈会表现出一过性的甲亢。也有孕前甲亢的孕妈妈在进入妊娠期后仍需要用药物治疗来稳定甲亢。

不管是哪一种甲亢，只要不合并甲状腺毒症、毒性弥散性甲状腺肿（Graves病），在妊娠期的营养治疗原则均为有充足能量和蛋白质、丰富的维生素及适度碘的摄入，并采取少量多次的方式进食。

只有当出现甲状腺毒症的表现时，才需要阶段性地限制碘的摄入来缓解症状，以保护孕妈妈。因为碘是合成甲状腺素的原料，妊娠期胎儿甲状腺组织发育后需要获取母体血液来源的碘沉积在自身甲状腺内，以备出生后所需。故医生不会轻易对孕妈妈采取限碘措施。当然，在甲亢病情未得到控制时摄入碘确实会加速甲状腺激素的合成，而使甲亢症状加重。因此，应选用无碘盐，忌用含碘食物，如海带（昆布）、紫菜、发菜、牡蛎、淡菜等，中药里的丹参等也应忌用。

## 164. 妊娠期同型半胱氨酸偏高有什么影响

同型半胱氨酸是一种含硫氨基酸，为蛋氨酸和半胱氨酸代谢过程中产生的重要中间产物。正常情况下，同型半胱氨酸在体内能被分解代谢，浓度维持在较低水平。但在日常生活中由于原发性原因和继发性原因会影响血同型半胱氨酸代谢导致同型半胱氨酸浓度堆积升高，称高同型半胱氨酸血症。

同型半胱氨酸是一项重要的人体健康指标。如果在妊娠期它的水平偏高，就会通过改变胎盘及发育早期胚胎脏器的血流情况，诱发多种出生缺陷。这可不是空口无凭的白话，因为近年来国内外就有研究报道证实了同型半胱氨酸升高与胎儿宫内生长受限、先天性心脏病、神经管畸形和唇裂等多种出生缺陷的发生有密切关系。尤其是孕早期 3 个月是胚胎发育最关键的时期，也是胚胎发育过程中最活跃、对致畸因子最敏感的时期，必须要保持同型半胱氨酸的正常水平。

同时，同型半胱氨酸升高还能够间接反映机体甲基供体不足，干扰 DNA、RNA、蛋白质的生物合成和 DNA 的甲基化。另外，叶酸、维生素 $B_{12}$、维生素 $B_6$、维生素 $B_2$ 都在同型半胱氨酸转化中扮演重要辅酶角色，如果发生了高同型半胱氨酸血症，也可以说明孕妈妈这些关键营养素相对不足。

因此，在孕前和孕早期的健康评估中关注同型半胱氨酸水平，接受相应的健康教育和指导十分重要。

## 165. 妊娠贫血是怎么回事

贫血是妊娠期比较常见的合并症。对于孕妈妈可能会导致贫血性心脏病，分娩过程中发生失血性休克，容易产褥感染等；对于胎儿则可能导致其生长受限、窘迫、早产或死胎等。孕妈妈本来就是贫血的高危人群，孕前贫血或造血原料储备不足的进入妊娠期后贫血往往更早出现，表现也更重。那妊娠贫血是怎么回事呢？

其主要诱因有以下几种：

（1）由于妊娠期血容量增加，血液呈稀释状态，同时，胎儿生长发育及妊娠期造血活跃对铁的需要量增加，尤其在孕中晚期，孕妈妈对铁的摄取不足或吸收不良，共同导致了缺铁性贫血。

（2）叶酸及维生素 $B_{12}$ 在妊娠期需要量增加，尤其是多胎妊娠的情况，加之叶酸排泄会增多。此时如果孕妈妈摄入不足，或出现吸收不良，导致叶酸及维生素 $B_{12}$ 缺乏会影响补铁对贫血的治疗效果，甚至出现巨幼细胞贫血。

（3）还有锌和维生素 A 等，与叶酸和维生素 $B_{12}$ 缺乏类似的，妊娠期缺乏常见，也参与造血，可能导致贫血的发生。

（4）骨髓造血干细胞数量减少和质的缺陷导致造血功能障碍，引起外周全血细胞（红细胞、白细胞、血小板）减少，称为再生障碍性贫血，在妊娠期偶有发生。

贫血较轻的孕妈妈无明显临床表现，或者仅有皮肤、口唇黏膜和眼睑结膜稍苍白。贫血较轻的孕妈妈可有明显的乏力、头晕、心悸、气短、食欲差、腹胀、腹泻、皮肤毛发干燥、指甲脆薄以及口腔炎、舌炎等症状。当然，不同类型的贫血也会有一些不同的表现，比如维生素 $B_{12}$ 缺乏所致贫血比较严重的孕妈妈可能会有手足麻木、针刺、冰冷等感觉异常以及行走困难等神经系统症状；再生障碍性贫血的孕妈妈则可能会出现皮肤和内脏出血及反复感染等。

妊娠贫血是指孕妈妈外周血血红蛋白 < 110 g/L 及血细胞比容 < 0.33，根据血红蛋白水平分为轻度贫血（90 ~ 109 g/L）、中度贫血（60 ~ 89 g/L）、重度贫血（30 ~ 59 g/L）、极重度贫血（< 30 g/L）。

## 166. 如何预防妊娠贫血

孕妈妈预防贫血的起点应该要从筛查相关营养素的缺乏入手。因为在导致贫血发生之前，营养素的缺乏会先经历两个亚临床阶段。以铁为例，先会发生铁储备耗竭、缺铁性红细胞生成，然后才会表现为临床贫血（血红蛋白水平低于诊断标准）。而从营养素缺乏开始，对胚胎／胎儿发育的影响就已经在发生了。那么，孕妈妈们到底该怎么做呢？不妨从以下几点做起：

（1）检视自身饮食是否均衡；回顾孕前健康基础是否有贫血问题，是否存在失血、溶血等情形。如果存在明确的偏食和营养素摄入不足的风险，或有相关基础问题，就该寻求有针对性的营养素评价了，比如血清铁蛋白、血清叶酸、维生素 $B_{12}$ 水平，或血清维生素 A、锌等，及早发现问题，进行膳食调整和药物补充来积极纠正。

（2）孕中后期除坚持合理膳食，适当增加肝、血、瘦肉等动物性食物摄入，往往需要常规补充叶酸，维生素 $B_{12}$、铁、锌、维生素 A 等微量营养素制剂。

（3）积极保持运动习惯，每天进行充足的身体活动，是激发造血系统机能、适应妊娠期需要的良方。

## 167. 妊娠贫血也会用到静脉注射铁吗

妊娠贫血通常是需要补充铁剂，补充途径包括口服和静脉补铁。口服铁剂是一种有效、廉价、安全的常用方式。补充的剂量需要遵从医嘱，并根据服用铁剂后的反应进行调节。如果出现恶心、上腹部不舒服的情况，可以尝试铁含量较低的制剂。补充铁剂的同时还应定期到医院监测其效果。一旦血红蛋白恢复正常水平，应继续治疗 3 个月，直到产后至少 6 周，以便补充铁储备。

如果口服铁剂补充效果不佳，应先确认自己是否遵照医嘱按时补充，并需要及时配合医生完成进一步检查，排除可能导致贫血的伴随原因。静脉铁剂治疗在产科的应用日益普遍了，毕竟妊娠期和产后贫血或铁缺乏的持续存在会影响胎儿发育或母体健康，必须积极、及时纠正，不同于非妊娠期，不容得慢慢调整策略等待效果的显现。

启用静脉铁剂的情况如下：口服铁剂效果不佳或无效、严重贫血、肠道疾病导致口服铁剂吸收不良、存在快速有效补铁的需求、无法耐受口服铁剂、口服铁剂不能遵照医嘱服用、合并慢性病贫血的状态需要联合促红细胞生成素治疗者。

静脉铁剂的输注过程需要密切观察，以防发生过敏。临床常用的静脉铁剂，如蔗糖铁，含铁量 100 mg，妊娠期一般每周输注 1 次或 2 次，即可有效改善铁储备不足。

静脉补铁与口服补铁不同，并非常规手段，不过一旦医生认为有必要采取了，就该接受建议、积极配合，以便尽快有效改善母胎铁缺乏、贫血。

第三章

# 分娩前后的饮食调理

3

# 第一节　分娩前的饮食

## 168. 分娩前需要准备巧克力、红牛等补充体力吗

分娩的过程，电视剧科普得很充分了，绝对是个体能消耗的持久战，不及时补充能量肯定是坚持不住的。但产程中的营养支持没那么简单。

自然分娩的过程大约要历经宫颈扩张期（第一产程），即从规律宫缩，到宫口全开，初产妇需 11 ～ 12 小时，经产妇需 6 ～ 8 小时；胎儿娩出期（第二产程），即从宫口开全到胎儿娩出，初产妇需 1 ～ 2 小时，经产妇时间较短；胎盘娩出期（第三产程），即从胎儿娩出到胎盘娩出，需 5 ～ 15 分钟，不超过 30 分钟。生孩子全程算下来要 8 ～ 16 小时，这么长的时间，按理说该吃上 3 顿正餐的。然而分娩的阵痛，会让产妇食欲不振，进入第二产程后更是无法进食寻常饭菜，那么产程中所需的 2 500 kcal 能量，要怎么获得呢？

巧克力用于产程供能好像挺流行，以牛奶巧克力为例，每 100 g 提供 500 ～ 600 kcal 能量（来自所含的 50 g 糖和 40 g 脂肪），能量密度高（每百克米饭仅含 120 kcal 左右），1/3 来自糖，2/3 来自脂肪，味道诱人、吃着方便，也好吸收。而且，用可可做的巧克力含有可可碱，产妇会为之振奋，摆脱委顿。那是不是备上四五块大巧克力就够了？

且不说巧克力中的咖啡因有可能让人过度兴奋影响产妇休息，加剧焦虑不安，要知道分娩时出汗多，钾、钠、B 族维生素大量流失和消耗，如继发母体电解质失衡和脱水，就可能引起全身循环血容量不足，供给胎盘的血量减少，可加剧胎儿在宫内和产道内的缺氧状态。从这个角度看，光吃巧克力是不行的。

那么红牛呢？红牛加巧克力是不是万全之策？确实会好些，因为红牛能提供水分（每罐 250 mL）、能量（每罐 115 kcal），还含有一些牛磺酸和钠盐。让这对 CP 当值的话，B 族维生素和钾的来源不足，仍是个大问题。

推荐的做法是，第一产程时尽量抓紧宫缩间隙补充清淡易消化的软食或半流质食物，如土豆泥、蒸蛋羹、碎菜鸡茸杂粮粥，备些蔬果汁、蔬果泥或汁水丰富方便进食的蔬果，苏打饼干、椒盐馒头干。油腻的肉食、炒菜并不适合这

个时候挑剔的胃口。宫口开全后仍要不时补水，可以选择含有电解质和糖分的运动饮料，可以不时吃些软糖。

## 169. 生宝宝时有推荐的"能量包"吗

还真有这类产品，曾在国内市场经销的有两种日本舶来品，但价格挺高，很小众。一种是大冢制药的奥海恩，一种是叫美孕嘉宝。受到物流、价格的制约，或许不是人人都能在分娩过程中获得这类产品，不过我们可以了解一下它们的特点，从中得窥产时营养支持的策略。

（1）质地：一般是半流质、果冻形态，卧床时也方便吸食，不必费力咀嚼，又不易导致呛咳，还可以补充水分。在胃里呢，排空速度介于液体和固态食物之间，不会太慢，万一赶上顺（产）转剖（宫产），也不用担心麻醉时发生反流误吸啥的。

（2）成分：①能量体系完整，既有低聚糖，还有中链脂肪和长链脂肪，形成个消化吸收供能的序贯梯队，不仅口味清甜好接受（糖和中链脂肪都很好吸收），还比单纯喝糖水的潮汐式供能，来得持续稳定，让产程能量源源不断。②有电解质有足够水分，能对抗产程中大量出汗导致的脱水和电解质丢失。③含有配套的 B 族维生素，辅助能量的产生。

如果没有现成的产品，咱们自己准备产程食物的时候，不妨参考以上特点，忘了红牛和巧克力吧。

# 第二节 产后护理的饮食调理

## 170. 刚生完孩子的妈妈吃什么食物好

刚生完孩子的产妇，产后 1 小时可进流食或清淡半流质饮食，之后可过渡到普通饮食。产妇的饮食宜清淡、易消化，注意保证营养均衡，可以适当多吃一些富含优质蛋白质、维生素以及矿物质的食物。

（1）主食以富含碳水化合物的粮谷类为主，注意粗细粮搭配。

（2）适量增加鱼、禽、蛋、瘦肉等富含优质蛋白质的食物摄入。同时，适当喝一些营养丰富的肉汤，以利于补充因乳汁分泌而失去的水分。

（3）重视新鲜蔬菜水果的摄入，从而补充机体所需的维生素、矿物质、膳食纤维等营养成分。

产妇应谨慎摄入过于油腻、高糖、辛辣刺激及腌制的食品，还应避免饮酒、浓茶和咖啡等。

## 171. 产后还需要去营养科随诊吗

问这话的产后妈妈，显然是妊娠期就有过在营养门诊就诊经验的。那应该知道，营养门诊可以做营养评估，包括膳食摄入情况，体重、体型、肌肉含量、体脂率水平，有些手段全面的营养门诊还可以开具化验检查来直接评价机体造血营养素（铁、叶酸、维生素 $B_{12}$）、同型半胱氨酸、骨代谢营养素（维生素 D、钙、磷）、甲状腺素合成原料——碘，维生素 A、维生素 E 等各类营养素的水平。在营养评价基础上，给出个体化的营养和膳食调整建议。这在产后是非常关键的健康管理措施。

有些妊娠期并发症，如妊娠糖尿病、贫血、高脂血症、碘缺乏性甲状腺功能减退，需要营养治疗，往往不会因为妊娠终止而自然缓解，产后失去管控的话，还会在产褥期和哺乳期加剧，并迁延不愈。妊娠期因各种情形到访过营养科，希望产后继续随诊。

妊娠期从未到营养科接受过营养评价和管理的，产后来做一番筛查，未为晚矣。

## 172. 产后需要调整饮食结构吗

产后饮食结构的基础是延续自孕晚期的，从各种营养素需求上看，孕晚期与产后相比，变化不大，包括蛋白质、钙、维生素 D 等等，按说可以直接按照孕晚期的饮食方案来就能满足了。有些特别的是产褥期，也就是坐月子阶段，第一个月，产妇的泌乳量逐渐增加，尚未达峰，这部分对能量的需求其实并不多，相比孕晚期食量该有所控制才好，特别没有必要大吃大喝。当然，如果一直不能实现纯母乳喂养，很大程度上要依靠奶粉，那么乳母的营养需求和食物量相比孕晚期还要适当减少。

对饮食结构的具体要求，与孕晚期基本相同，都讲究的是，丰富多样，特别注意摄入富含蛋白质、钙、铁、叶酸、碘等易缺乏营养素的鱼、禽、蛋、瘦肉、海产品和奶类，强调进食新鲜的深色蔬果，避免高脂、高糖、高钠的重口味食物（烧烤、煎炸、腌渍、奶油点心），少吃加工肉食和纯碳水化合物、低营养密度的营养价值低劣的食物（含糖饮料、油炸薯片）。鼓励采用杂粮豆类部分替代精制谷物主食，来补充足够的膳食纤维，维持产妇肠道功能健康，预防便秘。

## 173. 坐月子要使劲"补"吗

说到坐月子，很多人都认为这期间要"大补"，因为婆婆妈妈们都说"月子期间不好好补补，以后身体就会变得不好"。有不少产妇，月子期间大吃大喝，还不下地活动，导致 30 多天就暴涨三四十斤。

在月子期间，因为鸡蛋含有营养价值相对较高的优质蛋白，而且购买方便，价格便宜，进食方式也多样且简便。所以有的产妇每天进食超量（6～8 个）的鸡蛋，不但会使食欲乏味，若再外加摄入大量的禽、鱼和肉类等动物性食物，还会使产妇蛋白质、脂肪摄入过量，加重消化系统及肾脏的负担，不利于健康，同时这样的奶水也会让宝宝消化不良。因此，即使在月子期间饮食也需要适量，更不必把食物看作具有神奇功效的"灵药"，也没有哪种特别相宜而需要拼命地吃。

另外，还有的人听信"各种饮食谣言"这不能吃，那也不能吃，导致发生了"隐性"营养不良。如，我国民间经常流传着"坐月子不能吃蔬菜、水果等生冷食物"这一说法，结果导致很多产妇蔬果的摄入量不足，造成维生素和微量元素缺乏等。

## 174. 产后一周如何饮食

产后的饮食应该是清淡、安全而营养丰富均衡的，蔬菜、瘦肉、五谷、牛奶、海产品、坚果应每天都安排上，特别是实惠的鸡蛋，每天都该有 1 ~ 2 个，这是为了弥补哺乳和母体组织修复所需的蛋白质、磷脂、胆碱等营养物质。另外，泌乳需要很多水分，因此产后还应该适当增加饮水和食物含水量，避免出现脱水。

那么产后不能吃什么呢？产后短期内，产妇的身体还非常虚弱，肯定不适合吃味道很重的、油腻的、过甜的食物，也不太适合生冷的东西。另外，一般认为奶水不足是食量太少造成的，应该多吃多补，特别是多喝汤，其实不然。产后短期内乳汁分泌不会很多，最初一周，很多妈妈每天只能分泌 200 ~ 300 mL，这个量甚至不需要额外增加能量和营养摄入来满足，就算是到了充足喂养阶段，乳母也没必要大吃大喝，盲目进补。

## 175. "坐月子"适合吃哪些蔬菜

女性在坐月子期间，适合吃大多数新鲜蔬菜。因为产后腹部肌肉松弛，卧床时间长，运动量少，致使肠蠕动变慢，更容易发生便秘，从而增加痔疮等疾病的发病率。新鲜蔬菜含有多种维生素、无机盐、膳食纤维、果胶、有机酸等成分，可增进食欲，增加肠蠕动，防止便秘，是月子期间每天膳食中不可缺少的食物。根据《中国产褥期（月子）妇女膳食建议》，女性在坐月子期间，要重视蔬菜水果的摄入，每天应保证摄入蔬菜水果 500 g 以上（其中绿叶蔬菜和红黄色等有色蔬菜占 2/3）。需要纠正产褥期（月子）禁忌蔬菜水果的习俗。如果膳食中蔬菜水果摄入量达不到要求，可在医生指导下服用维生素、矿物质以及膳食纤维补充剂。

基于以上讲究，产妇的每天 3 次正餐，希望都能安排一些蔬菜，每餐中油菜、小白菜、茼蒿、西兰花、芦笋、西红柿、紫甘蓝等深色蔬菜不能少，海带、紫菜、裙带菜、发菜等藻类最好每天有 50 ~ 100 g（湿重），金针菇、香菇、鸡腿菇、杏鲍菇等每天至少 50 ~ 100 g，而胡萝卜、青萝卜、芋头、山药等则可作为加餐的零食，来进一步丰富全天蔬菜的品种。这样安排下来，每天摄入 5 ~ 10 种蔬菜，富于变化，就不难了吧。

## 176. 月子餐可以放盐吗

可以。因为产后容易发生大量出汗、大量排尿，排出孕晚期积累的多余体液，这个过程会导致体内钠的排出，容易继发低钠血症。低钠时，容易发生头痛、乏力、烦躁不安、厌食等不适表现，影响产妇状态和体力的恢复。所以，产后需要补钠。

食盐也是碘的主要来源，哺乳期能量代谢旺盛，对甲状腺素合成的需求也一直是居高不下的，因此需要补碘。另外，碘还会随乳汁分泌供应新生儿，更加不能缺乏。

总之，产褥期的饮食不该是严格低盐饮食，而是一种正常盐饮食，即每天 5 ~ 6 g 食用含碘盐是必要的。如果过分低盐，会造成产妇食欲不振，进食不足，反倒不利于乳汁的分泌。

## 177. 月子期间想瘦身怎么吃

产后生理情况下，因体液排出、血容量下降、子宫复旧等，产妇会有 2 ~ 3 kg/ 月的体重减轻。如果想要减少多余的脂肪，则还需适当采取一些措施。

爱美的新妈妈们如果有瘦身的需要，在月子第 3 周的时候，就可以逐渐减少食物的热量，具体的做法如下：

（1）烹调的食物要少油少盐，蔬菜以清炒为主。

（2）主食以粗粮和细粮混合搭配食用，主食减少到全天 200 ~ 250 g。

（3）汤水以素菜汤为主，清淡少油。

产妇在瘦身的同时，还是需要注意补钙，及补充足够的优质蛋白质，以保证奶水的充沛和质量。当然，还可以配合做一些诸如卷腹、瑜伽等简单但有强度的活动，或配合纱布缠身等。不过要注意的是，月子里也不宜减重太多及太快，会不利于身体恢复，以每周减少 0.5 ~ 1 kg 为宜。

## 178. 坐月子可以吃麻辣烫吗

坐月子是可以吃麻辣烫的，而且处理得当的麻辣烫在健康方面还有很多优势。

（1）主要靠烫煮而成，比起炸和炒，能减少油脂摄入，这对产妇体重管理非常有益。

（2）相比其他快餐食品，麻辣烫的营养更容易达到均衡，也更符合食物多样化的饮食原则。

（3）麻辣烫的加热温度并不高，能留住更多营养，且不会产生油烟和脂肪高温氧化问题。

（4）涮菜过程可以去除蔬菜中的部分草酸、亚硝酸盐和农药，虽然损失一部分维生素 C，但也减少了抗营养因素和有毒物质。

当然，它也存在一些安全隐患。外卖麻辣烫大多属于薄利多销，为了压低成本，提升口味留住食客，某些店铺很可能存在原料质量差、调料重口味、食材不新鲜、使用违法添加物等问题。不过，这些情况并不是麻辣烫所特有的，其他小餐馆和路边摊也可能存在同样的问题。因此，推荐月子期可以在家自制麻辣烫或者选择靠谱的店家外卖。

挑选食材时可以按照主食：蔬菜：蛋白质类食物 ≈ 1：2：1 来选择，其中主食最好粗细粮搭配，如荞麦面、莜麦面。蔬菜中有 2/3 是绿叶菜，1/3 是菌菇类，最好多选一些平时吃不到的菜，蛋白质类食物中一半为豆制品，比如豆腐、豆皮等。另一半为动物性食物，比如瘦肉片、鱼片、鸡胸肉等。需要说明的是，墨鱼花、蟹肉棒、芝士丸等大部分是淀粉制品，盐含量往往较高，这类"荤菜"尽量不选。特别推荐魔芋制品，膳食纤维含量丰富，热量几乎可以忽略。调料建议用芝麻酱替代芝麻油，有助增加钙的摄入量。大家自制麻辣烫，精髓在于汤底：锅中热油，放入适量麻椒、葱、姜、蒜，再加一袋纯牛奶，煮沸后加少量盐和糖；加一大碗清水煮沸，再把料渣捞出来就可以涮菜了。最后还要提醒一下月子期间的妈妈们，在自作麻辣烫的过程中不要加辣椒，以免奶水中的辣椒素引起宝宝皮肤湿疹等不良反应。

## 179. 产后吃红糖、大枣等补血有效吗

产妇在分娩时失血，体力消耗大，产后又要哺育婴儿，需要丰富的糖类和铁元素等的营养素供应，"大枣和红糖能补血"，岂不正好？其实不然，它们并不能预防和纠正缺铁性贫血。

相比白糖，红糖含有更丰富的糖类和铁，能量释放快，营养吸收利用率高，具有温补性质，同时红糖还含有胡萝卜素、核黄素、烟酸及锌、锰、钙、铜等多种微量元素。不过，红糖中 95% 以上的成分是蔗糖，铁含量仅为 2 mg/100 g。然而，红糖不能过多、长期食用，一方面红糖具有活血化瘀的作用，长期食用会导致血性恶露增多，损害产妇健康；另一方面过多饮用红糖水还可以冲淡胃液，降低食欲等。一般情况下，饮红糖水以不超过 5 天为宜。而大枣的主要成分是糖，占 70% ~ 80%，铁含量为 2 ~ 3 mg/100 g。

显而易见，红糖和大枣的铁含量和动物性食物相比，低了很多；而且大枣和红糖的非血红素铁，吸收利用效率远远不如肝脏和红肉中的铁那么高。因此，红糖和大枣并不是铁的最佳来源。仅靠它们来补血，并不能预防和纠正贫血。民间还有吃木耳、海带之类补铁的传说更不靠谱，因为它们不仅含有的铁少，而且含有大量膳食纤维，致使铁的吸收利用率更低。

产后补血，应吃富含造血营养物质的食物，参与造血的营养素很多，除了我们都熟悉的铁，还有维生素 C、铜、叶酸、维生素 $B_{12}$、蛋白质，等等。动物性食物，如瘦肉、动物血、肝脏、海产品、禽肉，都是补血的好东西，深色蔬果富含维生素 C 也能促进铁的吸收。为了给产妇补血，要荤素搭配。另外，尽早恢复身体活动，通过运动，激发骨髓造血活力，也是很必要的，不能光盯着饮食。

## 180. 产后可以喝纯牛奶吗

牛奶、酸奶和奶制品是良好的钙来源，在常见食物中几乎无出其右，钙含量丰富，且富含促进钙吸收和协同利用的蛋白质和磷。而产后妈妈又是对钙需要量最高的一个群体，家里如果只剩一瓶牛奶，也该优先给产后妈妈喝。

纯牛奶一般是指采收后仅做过卫生学处理，未经任何成分改变的牛奶，含

有全部的脂肪，且没有添加或强化调整其他营养素，在食物分类上，一般是相对于低脂奶或脱脂奶来说，等同于全脂牛奶的意思。

消瘦、妊娠期增重不足或产后进食不足体重快速减轻的产后妈妈，选择纯牛奶吧，比喝低脂或脱脂奶能获得更多的脂肪和脂溶性维生素。除非是特别容易腹泻或喝牛奶后胀气、吸收不良，那恐怕是需要用去乳糖奶或酸奶来替代纯牛奶了，而且在消化道症状重时还应暂停奶制品。

对于胖一些的产后妈妈们，则建议用低脂或脱脂奶来补纯牛奶的空缺。因为，牛奶所含的脂肪以饱和脂肪为主，不仅会带来多余的能量负荷，而且于您的健康也是弊大于利的。

## 181. 产后可以吃西瓜吗

并非禁忌，但不推荐常吃多吃。为什么呢？

西瓜是富含水分、糖分、钾等电解质营养的水果，有一定的营养价值。但可能是因为富含水分和电解质吧，中医性味将其归为寒凉之物，所以西瓜对于产后短期体质比较虚弱的阶段来说不是很适合，至少不能多吃、常吃。特别是那些产后出血、形体消瘦，妊娠期增重不足，容易发生腹泻、稀便的产妇，尤其不合适。

再则，西瓜算是一种血糖负荷较高的水果，对于糖代谢能力不足的产妇也不太合适，虽然随着胎盘的娩出，很多糖妈妈都能较孕晚期更容易获得满意的血糖控制了，但也不意味着可以"大开杀戒"呀，毕竟哺乳带来的高代谢负荷，仍会对胰岛功能形成很大的挑战，还是应该尽量为它减负，咱的目标是在产后6～12周的口服葡萄糖耐量试验复查时一次性通过，对不？

## 182. 产后可以吃葡萄吗

可以啊。葡萄皮和籽富含抗氧化物质，葡萄果肉的营养成分也很丰富。产后可以吃葡萄。不过，葡萄一般来说只能生吃，而且葡萄清洗彻底不是那么容易的事情，相对其他水果可能更容易造成胃肠不耐受和腹泻。而且，葡萄很甜，就算是酸甜的葡萄其实含糖量也不低，也不适合多吃。

对于产后的妈妈来说，在将葡萄充分清洗干净后，就浅尝辄止吧！不过，好在盛产葡萄的季节是夏末，这个时节阳气盛，产后恢复也比冬春时节要得宜些，就算是吃些应季的葡萄也是可以承受的。产后的饮食平衡要求每天水果100～250 g，算上葡萄也不要超过这个量哦，其他就没什么可说的了。

## 183. 产后可以吃阿胶吗

可以的。产后确实会因为失血和妊娠期供养胎儿而普遍存在着贫血现象，需要提升造血能力来补充，阿胶具有补血止血润燥滋阴的作用，适合产后体虚、恶露排出的阶段补身。阿胶的原料是驴皮，因此本身也算是富含胶原类成分，有一定的营养价值。

不过阿胶毕竟是一种中药材，在某些情形下不适合用阿胶补血，如脾胃虚弱、痰湿体质、体内有瘀血，或患有感冒，或发热、腹泻等不适时，并不适合吃阿胶。关于是否适合用阿胶，或用何种剂量，如何配伍，最好是咨询一下中医师，做个体质辨识，根据证型来确定吧！毕竟阿胶并非普通食材，而是一种补益的药材嘛。

## 184. 产后可以吃巧克力吗

最好是不吃，但并非绝对的禁忌。巧克力的味道让人着迷，就是含糖和脂肪高，但凡能量密度高的食物，是需要配套摄入代谢所需的辅酶，才不致影响机体对它的利用的。产后呢，因为食物结构不合理、也因为大量排汗等问题，非常容易发生能量代谢相关辅酶的缺乏，包括维生素 $B_1$、维生素 $B_2$、烟酸等，产妇此时再用巧克力，就特别容易发生口腔溃疡等所谓上火的症状（实则是辅酶缺乏所致的黏膜损伤）。

巧克力里面还有一些生物碱——可可碱、咖啡碱，哺乳的妈妈如果食用，乳汁也会排泌，使用孩子吸收以后或许会兴奋难安，影响睡眠和发育。当然，巧克力也不是产后绝对禁忌的食物，如果没有糖尿病，偶尔少量吃些倒也无须背负太大压力，毕竟吃这类东西，谁也不是冲着它的营养，还不是为了解馋和高兴吗？

## 185. 产后多久可以吃螃蟹

螃蟹是一种普通的水产品，早已走入人们的日常饮食生活。经常吃螃蟹，且无过敏或腹泻等不耐受症状的产妇，在产后 2 ~ 3 天，身体功能恢复，能够正常排便，逐渐恢复正常饮食后其实就可以选择吃螃蟹。螃蟹中富含蛋白质、矿物质，肉质软嫩，味道鲜美，蟹黄中还含有较多的脂质和固醇类营养，是有利于补充产后机体亏虚，增进食欲，改善营养状态的。

不过从中医的角度解读，螃蟹毕竟是一种相对寒凉的食材，产后体虚，或许应该适当改变螃蟹的烹饪方式，如制作成蟹肉粥、蟹黄蒸蛋等，用较多的姜来调味，就更适合产后阶段。

## 186. 排恶露适合吃什么

促进排恶露，主要方法不是吃什么，而是好好喂奶。

恶露是子宫在复旧的过程中排出的一些血性或浆液性物质，如果产后扩大的子宫能够逐渐回缩，内膜再生，创伤修复，恶露就会逐渐减少直至完全消失。因为促进子宫收缩的因素就是促进恶露排除的因素，而母乳喂养是则最关键的产后促进子宫收缩的因素——宝宝的吸吮，能促进缩宫素分泌，加快子宫复旧和恶露排出。

当然，在产后短期内母乳分泌还没那么顺畅，或孩子弱小，吸吮无力。这个过程中，进食一些流质的食物，补充水分，是可以避免母体发生脱水干扰乳汁分泌的，如生姜红糖、红糖小米粥；再适当补充绿叶蔬菜、益生菌等。富含维生素 K 和促进肠道菌群合成维生素 K 的食物，是真的有利于减少凝血障碍所致的恶露不净。

## 187. 产后抑郁饮食需要注意什么

据流行病学资料显示，我国近年来对产后抑郁的认识和关注也在不断加深。最新的调查显示我国孕产期抑郁的合并患病率为 16.3%，其中妊娠期抑郁为 19.7%，产后抑郁为 14.8%，且都呈上升趋势。孕产期抑郁对母亲、孩子、家庭乃至整个社会都有一定的负面影响，提高对孕产期抑郁的认知、及时干预，是防治孕产妇心理健康问题的重要手段之一。注意产妇膳食营养调理，不仅可以促进产妇身体的恢复，也可以表达对产妇的关心，对产妇情绪的疏导有重要作用。

产后膳食安排应注意口味清淡，合理搭配，营养多元。由于产后产妇身体较为虚弱，饮食应注意避免辛辣、油腻，以免影响伤口的恢复，加重身体的消化负担，在膳食上适当增加这些营养素：

（1）富含 ω-3 不饱和脂肪酸的食物，如海产鱼类、亚麻籽油。ω-3 不饱和脂肪酸能阻断神经传导路径，增加血清素的分泌量，可以部分缓解紧张的情绪，舒缓焦虑、沮丧、睡眠不佳等状态。

（2）富含色氨酸的食物，如鱼肉、鸡肉、蛋类、豆类及豆制品、燕麦、香蕉等。色氨酸在体内被吸收后，能合成神经介质 5- 羟色胺，有效调节情绪，使人心情平静、愉快。

（3）富含 B 族维生素的食物，如鸡蛋、牛奶、谷类、南瓜子、芝麻等。B 族维生素（$B_1/B_2/B_3/B_6/B_9/B_{12}$）是维持神经系统健康及构成脑神经传导物质的必需物质，能减轻情绪波动，有效地预防疲劳、食欲缺乏、抑郁等情况。

（4）富含维生素 C 的食物，如葡萄柚、柑橘、木瓜等。补充充足的维生素 C，可以维持红细胞浓度，增强身体抵抗力，有一定的抗压作用。最重要的是，维生素 C 作为一种重要的辅酶，参与中枢神经系统由酪氨酸到去甲肾上腺素的代谢过程，对大脑的情绪调节有一定的影响，可有效抵御抑郁。

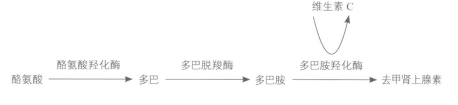

维生素 C 的抗抑郁原理

（5）富含维生素 E 的食物，如坚果、大豆、植物油和绿色蔬菜等。维生素 E 在人体内最显著的作用就是抗氧化和抗炎的作用，它可以帮助脑细胞最大限度地获取血液中的氧，使脑细胞活跃起来。

（6）富含钙的食物，如奶制品、芝麻、海产鱼类、坚果等；富含镁的食物，如菠菜、豌豆、赤小豆、海带、芝麻、杏仁等。钙、镁均有放松神经，舒缓紧张情绪的作用。产后注意补充钙质，对于改善入睡困难的情况有一定的帮助。

综上，产后的膳食应尽可能多样化，均衡饮食不仅可以促进产妇身体的恢复，也可以让产妇保持良好的心理状态。对于妊娠及分娩所产生的应激，家人尤其是丈夫应给予充分的关心与支持，多沟通、多帮助，尽可能减缓产后的心理压力。如出现较为明显的抑郁情况，应及时就诊寻求专业的诊治，以免延误病情造成更大的危害。

# 第三节　产后哺乳的饮食调理

## 188. 产后吃什么来促进乳汁分泌

乳汁分泌，包括量和质两个方面。

（1）产后奶水的量主要取决于排空乳房的频率和程度，从这个角度出发，为了促进乳汁分泌最该做的是增加母乳喂养的频次，真正坚持按需喂养。

（2）如何提高母乳的质量，确实与饮食的质量有关——奶水里的优质脂肪酸、维生素、某些矿物质的含量与乳母的饮食含量直接相关。因此为了提高母乳质量，避免营养不足，应增加瘦肉、鱼、肝脏、藻类、贝类、坚果、奶、蛋，和多吃新鲜的深色蔬果。另外，月子期里需要哺乳的妈妈，对钙的需求量会有所增加，因为钙会随着乳汁给予孩子，所以产妇自己需要合理补充钙质，以预防骨质疏松等。奶类钙含量高，也容易吸收，建议产妇每天至少应喝 500 mL 牛奶。如果想奶水更充沛，产妇还应多补充水分，可选择多喝汤和水。但要注意不能喝太油腻的汤，喝汤前最好先撇掉汤上层的油；喝肉汤时也别只喝汤，要吃汤里面的食物，因为光汤水营养价值很低，仅有游离氨基酸，汤中的肉才是补充优质蛋白、胶原蛋白及热量的良好来源。

## 189. 增加乳汁分泌的饮食建议有哪些

想泌乳顺利，宝宝喂养效果好，首先要不辞辛苦，尽量按需喂养，通过宝宝的频繁吸吮，不断排空双侧乳腺，要频繁到什么程度呢，通常月子期间，每 1～2 小时就要哺乳一次，不分昼夜。新生儿胃容量很小，每次并不能容纳太多乳汁，哺乳妈妈产后初乳（1～3 天）和过渡乳（1～2 周）阶段单次泌乳量往往也不多，这就导致宝宝几乎无法离开母亲，乳母会十分疲惫。随着宝宝逐渐发育，胃容量增加，单次进食获得的能量可以支撑的时间变长，他才可以和妈妈一道享受较长时间的休息和安睡。

了解了早期泌乳的自然规律，相信该如何应对就不难统一认识了。第一，打的是持久战，因此要增加餐次，包括夜间，也要安排乳母进食进水，补充营养；第二，初乳和过渡乳阶段，总泌乳量其实不大，乳母并不需要多吃，甚至应该规避高能量、高脂肪、高糖的食物，这些只会影响乳汁的成分，干扰乳汁的顺利排泌；第三，补水，环境温度较高时，容易出汗，还要泌乳，对水分需要多，也不宜过分限盐，可以安排些加少许盐的米汤、米粥、蔬菜汤、菌汤、鸡蛋汤、豆浆、咸豆花、脱脂奶、奶冻等流质、半流质食物，随餐或加餐补充。

## 190. 猪蹄汤可以增加乳汁分泌吗

猪蹄汤在增加乳汁分泌量上的作用，不比青菜汤、蛋花汤更优异，倒是在增加产妇体重和脂肪储备方面不遑多让。

不同于食不果腹的旧社会了，妊娠期增重过多、产后面临体重滞留的威胁，有些乳母还是"糖妈妈"或在孕晚期发生了高脂血症，宝宝出生体重超标等，统统属于能量过剩的问题，已经成为严重威胁育龄女性健康和新生命质量的公共卫生问题。因此，从体重和能量管理角度看，高脂高能量的猪蹄汤不合适。

那么，浓浓的、胶冻状的猪蹄汤里面是不是有值得冒着增肥的风险也要吃的利于泌乳的成分呢？还真没有。在前文我们已经讲过，促进母乳分泌的是催乳素，催乳素的分泌是靠宝宝吸吮，排空乳腺管来激发的，若是哺乳的妈妈喝了猪蹄汤，宝宝吃到的乳汁太油腻，势必制约他的食量，你说这么做到底是促进乳汁分泌，还是在增加堵奶风险呢？

## 191. 通草真的可以下奶吗

不建议自行采用。通草，落叶木质藤本，五加科植物通脱木的茎髓。原为五叶木通（木通）的木质茎，属利水渗湿药，能利尿通淋。目前中国市场多用川木通、白木通（白通草）、通脱木代替。日本则使用五叶木通、三叶木通。台湾市场多使用川木通、长序木通（台湾木通）。大陆一度使用关木通替代，但因有毒而禁止。各种通草的肾毒性或强或弱，但基本是无法否认的。为了喂奶，没必要冒这个风险。我们开展重金属检测以来，看到铅超标的有限的几例都是服用中草药制剂相关的。因此，就算是通草这种药材本身没有毒性成分，也很有可能因其出于野生环境，受到各种环境污染物侵染的风险是极高的。

## 192. 哺乳期需要补充维生素吗

哺乳期有必要补充维生素。

中国营养学会膳食推荐量标准中载明，哺乳期对多种维生素的需求都是大大超过非妊娠期、甚至孕晚期的，比如维生素 D、维生素 C、维生素 A、叶酸、胆碱等，而这些维生素的膳食来源未必能每天都满足乳母的需求，且多数维生素都存在这样的关联，即一旦乳母缺乏就会造成乳汁含量下降。哺乳期的能量消耗高于孕晚期，伴随对维生素 $B_1$、维生素 $B_2$、维生素 $B_3$ 等能量代谢辅酶的需求增加。

我们也对产后哺乳的妈妈开展个体化营养状况的评价，发现一个规律，产后的妈妈们往往处于疲劳、睡眠不足、进食不规律的艰难境地，如果新生儿发生湿疹或腹泻，乳母还要面临限制食物选择，营养状态会受到进一步打击。

因此，如能适当采用制剂来补充维生素，有利于预防母儿缺乏，可在哺乳期起到保驾护航的作用。

## 193. 哺乳期可以喝纯牛奶吗

产妇可以喝纯牛奶。根据《中国妇幼人群膳食指南》（2016 版）中对哺乳期妇女的膳食建议：每天饮奶量要达到 400 ～ 500 mL 为宜。

牛奶是优质蛋白质食物，对产妇和乳母来说它是特别优秀的食物，既能补充钙质又能补充蛋白质。人乳钙含量比较稳定，约为 24 mg/100 mL，乳母每天通过乳汁分泌的钙约 200 mg。妈妈是伟大的，若乳母膳食钙摄入量不能满足需要，母体将动员自身骨骼中的钙来维持母乳中钙的相对稳定，奶量充足的婴幼儿一般不会缺钙，直接补充维生素 D 增加钙吸收和利用就好，而乳母会因缺钙引起骨质软化症或者增加日后发生骨质疏松的风险。因此，为保证母体的钙平衡和骨骼健康，乳母应增加钙摄入量。乳母膳食钙推荐摄入量比孕前增加 200 mg，总量为每天 1 000 mg。因此，乳母膳食应增加奶类等含钙丰富的食物。若乳母每天增饮 200 mL 牛奶，使饮奶总量达到 500 mL，可获得约 540 mg 钙，加上膳食中其他食物来源的钙，则较容易达到推荐摄入量。

最后再特别提醒一下，有乳糖不耐受的产妇或哺乳期妇女应喝无乳糖的纯牛奶，如舒化奶；对于想控制体重的产妇或哺乳期妇女，建议喝脱脂牛奶，既能补充钙质和蛋白质，还能减少一定热量的摄入；有母乳喂养发生牛奶蛋白过敏的宝宝，哺乳妈妈应先停止喝牛奶，以免增加孩子发生过敏的概率。

### 194. 哺乳期可以节食吗

需要适当的节食。为了让妊娠期储备的脂肪和多余水分能顺利排出、消耗，恢复正常体型，从这个意义上讲，确实需要节食。不过哺乳期的节食前提是要满足哺乳对营养的基本需求，可以限制食物中的油脂、淀粉、糖，但不能缺少必要的肉类、蛋、奶、坚果，否则乳汁质量就会下降，快速发育的孩子也要跟着我们节食了。

哺乳期节食减肥的饮食有鱼类、虾、贝、猪里脊、鸡胸肉、去皮鸡肉、绿叶蔬菜、胡萝卜、低糖水果、脱脂奶、鸡蛋、杂粮饭、无糖酸奶、高蛋白坚果（南瓜子、西瓜子）等。

有的哺乳妈妈担心节食减肥会影响奶量。其实不必有这样的担心。因为泌乳的机制主要是靠排空乳腺管诱发的分泌反应，一般来说只要坚持正常频率哺乳，乳汁就会保持分泌，而进食对泌乳量的影响并不大。当然，如果进食过少，甚至饮水也不足的话，确实会导致奶量减少，奶水的质量也不行，主要是几种特殊优质脂肪酸、氨基酸、几种维生素和矿物质会直接受到饮食质量的影响。因此，在产后控制体重时，要做的是避免垃圾能量摄入，努力提高食物的营养密度。

### 195. 哺乳期怎么选营养补充剂

省心的方法是选择哺乳期配方的多维片。

不过让人不省心的是，此类产品五花八门，还基本都是进口货，少则十几种，多达几十种的成分，就算是翻译成中文来读，仍是难辨高低。

在不了解自身营养素是否缺乏的情况下，选择营养补充剂的原则是按照《中国居民膳食营养素摄入量标准》中给出的哺乳期女性日摄入量标准来，这个标准并非是一个数值，而是一个数值范围，下限是"推荐摄入量"或称"适宜摄入量"，上限是"可耐受最高量"，每一种营养素都有这么个范围。比如，维生素 D，推荐日摄入量是 10 μg（即 400 IU），可耐受最高量则为 50 μg（即 2 000 IU），核对您选择的营养补充剂中维生素 D 成分含量时，如果是落在 10 ~ 50 μg（即 400 ~ 2 000 IU）/d 范围内，那么去吃吧，可能尚不足以纠正你存在的严重缺乏，但一定不会造成中毒。想了解更多营养素摄入量参考范围，不妨参照附录提供的工具表。

如果分娩医院具备营养评价的条件，为您做过孕晚期或产后的营养素水平检测，并告知存在的突出问题，常见的如缺铁性贫血、维生素 D 耗竭、碘缺乏、维生素 A 缺乏、维生素 $B_{12}$ 缺乏、锌缺乏等等，那么就有必要在多维片的基础上，额外增补特定营养素，这通常是需要遵循营养处方的。

## 196. 哺乳期可以吃维生素 E 软胶囊吗

维生素 E 软胶囊，肯定是用来补充维生素 E 的，那我们就讨论一下，哺乳期是否会发生维生素 E 的缺乏吧。

我们在门诊开展维生素 E 血清水平的评价，妊娠期和产后缺乏者并不多，仅偶见于消瘦、偏食或因肝胆、胰腺或肠炎等消化系统问题导致脂肪吸收不良者。相反，很多人血清维生素 E 水平是升高的，高于正常参考范围。

如果发现维生素 E 缺乏了，笔者会首先评估一下患者的饮食摄入情况，看是不是在用低脂饮食，导致来源于植物油、坚果和豆类食物的脂肪摄入过少，致使其中所含的维生素 E 摄入不足。如果是饮食结构问题，那么在改善饮食的基础上，笔者会建议用上维生素 E 胶囊来尽快改善缺乏。因为维生素 E 是一种抗脂质过氧化的营养素，生理功能多样而重要，孕产期都不容缺乏。

不过，毕竟缺乏者占比很低，因此维生素 E 软胶囊并未列入常规产后营养补充剂清单。

## 197. 哺乳期还需要补充叶酸吗

这个问题有两层意思，第一，产后需不需要叶酸？第二，产后叶酸的来源是靠补充剂还是靠自然食物？

产后，哺乳妈妈的叶酸需要量并未降低，还是非妊娠期成年女性的 1.5 倍之高，即 600 μg DFE。为什么呢？明明孩子已经娩出了呀。这说明叶酸还会通过乳汁源源不断输送和支撑新生命的快速生长，缺不得。

产后哺乳时，哺乳妈妈的饮食如果有保障——充足的（每天 400 g 左右）、新鲜的、简单烹饪的绿叶蔬菜、丰富的各类食物（肝脏、瘦肉、海产品、新鲜水果、豆类），或许能从食物中获得足够的天然叶酸。如果做不到，就该继续用补充剂补足缺口。

## 198. 哺乳期需要补钙吗

哺乳期特别需要补钙。

临床其实没有直接评价机体钙是否缺乏的方法，都是些间接的评估，也就是推断。血钙水平低，若真是因为钙缺乏导致的，那通常说明钙缺乏已持续较长时间、引动了内分泌反应和骨钙动员。笔者想说的是——血钙不低，可能也缺钙的。

产后就非常容易发生钙的缺乏，最主要是因为从孕晚期开始孩子构建骨骼每天会从母体中获取约 300 mg 钙，这个过程并未因分娩而终止，母体在哺乳过程中会一直持续这个数量级的钙输出，大约相当于母亲自身钙需求的一半，如果外源性补充不及时，母体就要"拆东墙补西墙"，孩子也要面临"家徒四壁"的窘境。

我国哺乳妈妈膳食钙摄入量不足是个非常普遍的现象了，就算每天能喝 500 mL 牛奶，所含钙质也仅相当于全天需要的一半。另一半呢？光靠吃搭配合理的含钙丰富的自然食物，如绿叶蔬菜、海产品、藻类、豆腐，坚果、芝麻酱等，也不是不行的。保险的方式是选择一种钙剂（500 ~ 1 000 mg/d），最好是等量配伍了维生素 D 的钙剂 [ 钙（mg）：维生素 D（IU）=1：1]，能有效促进钙吸收利用、避免钙和协同营养素缺乏，保护乳母的骨骼健康。

## 199. 哺乳期可以吃马齿苋吗

最好不用。马齿苋是一味性味酸、寒的外用中药材，具有清热解毒，凉血止血，止痢功效。主治热毒血痢，痈肿疔疮，湿疹，丹毒，蛇虫咬伤，便血，痔血，崩漏下血。用法是取适量捣敷患处。当然，马齿苋也是可以食用的一种季节性比较强的野菜。由于还没有被广泛栽培种植和进入日常饮食，为此它的生长环境，包括空气、土壤、水的污染物控制都得不到保障。

而在哺乳期，食物选择的第一原则是安全卫生，其次才是营养和功效。马齿苋是不是一种营养价值非常突出的野菜呢，如果是，倒也值得一试。从中国食物成分表上，还真能找到它，除了胡萝卜素的含量尚算突出外，与我们想象不同的是，多种矿物质都未检出，实在不能算是一种特别值得夸耀的食材。

## 200. 哺乳期饿得快是什么原因

哺乳期饿得快主要有以下几个原因。

（1）哺乳造成的营养需求旺盛，进餐的安排跟不上消耗。可能是进餐次数不够多（如夜间，家人安睡了，哺乳妈妈通常还要哺乳2～3次），可能是进食的内容不能持续提供能量（过于素淡，能量不足，缺少脂肪、蛋白质或可持续供能、富含纤维的碳水化合物）。

（2）存在着高胰岛素血症和胰岛素抵抗的情况。这种内分泌变化延续妊娠期的状态，尚未恢复，因为胰岛素抵抗会造成进食后吸收到血液中的葡萄糖不能被有效利用，而代偿性分泌的胰岛素过多，会使得餐间空腹时血糖过低，带来明显的饥饿感。如果不巧吃的东西并非可以缓慢消化吸收入血，持续提供能量的低血糖负荷食物，而是甜食、水果、精制谷物等淀粉类食物，就会让哺乳妈妈感到更加欲壑难填，陷入越吃越胖，越胖胰岛素抵抗越重，越想吃的状态。

焦虑或抑郁的情绪、疲乏、睡眠不足，都会造成食欲异常，未见得是真的饿了，进食能带来抚慰和情绪的转移，缓解压力。

# 附录 1——孕前检查抽血小知识

## 医学上说的空腹抽血是什么意思

空腹抽血是指清晨未进餐前所抽取的静脉血，因为此时血液中各种生化成分不会受到饮食和激素调节的影响，空腹的目的就是要保证体检时静脉血实验室检查结果的准确性。

如果进食后抽血检查，部分项目的检测值会有所改变，比如常见的血糖、血脂、肝酶、肾功能指标尿素、甲状腺素等；进食还会改变血清中的成分，影响很多微量营养素项目的检查。

在抽血检查的前一天应保持正常的饮食习惯，不要喝酒和吃夜宵。医学上的"空腹"一般是要求采血前 10 小时禁食，最少也应禁食 8 小时以上。最好从抽血前一天晚上 10 时开始禁食，到次日早上 7 ~ 9 时抽血。超过早上 10 时，因为受体内生理性内分泌激素影响，可能会对体检指标造成影响。

孕妈妈一般不能耐受长时间的空腹，容易诱发低血糖，也会干扰胎儿摄取营养不利于胎儿发育，故对孕妇而言，需要空腹采集生物标本的日子，前一晚晚餐应正常规律进食，晚餐后 2 ~ 3 小时，于睡前安排加餐。晚上 10 时左右入睡，晨起 7：30 ~ 8：00 到院完成标本的采集（特别是当涉及血糖、甲状腺功能检测时），不宜过迟，然后及时用早餐。这样安排，可以获得准确的检验结果，又不因为医学干预太过影响饮食和生活制度。

## 空腹抽血可以喝水吗

临床上需要空腹抽血检查的化验，大部分都是生化检验项目，这些项目容易受进食和饮水因素的影响。体检前大量饮水确实会稀释血液，导致多项检测值出现误差。但是，"空腹"不必完全禁水。少量饮水维持身体正常的水分需求，一般不会对化验结果产生明显的影响。例如喝上几小口白开水，总量以 50 ~ 100 mL 为宜。只要不是一次性大量喝几百毫升，一般不会影响到检测结果。而且，受检者从家里到达医院的过程中，人体能将这些水分完全吸收，并已渗透入组织参与代谢，对体检结果更不会有明显影响。需要强调的是，到达医院后就不能喝水了，更不要喝含糖的饮料、茶水、咖啡等。

另外再提醒孕妈妈一下，如果需要留取尿标本，而因未饮水导致尿少，此时留取的高度浓缩的尿液往往非清洁中段尿，其中会混杂有白细胞、微量蛋白成分，尿比重过高，导致结果"异常"。故，建议应在适当饮水（白水），尿量较为充沛后再留样送检。

# 附录 2——孕产期膳食营养素参考摄入量

## 妊娠期

附表 2-1　孕早期女性能量参考摄入量

| 身体活动水平 | 能量 /（kcal/d） |
| --- | --- |
| 轻 | 1 800 |
| 中 | 2 100 |
| 重 | 2 400 |

附表 2-2　孕早期女性宏量营养素参考摄入量

| 宏量营养素 | 推荐摄入量 | 宏量营养素可接受范围 /%E |
| --- | --- | --- |
| 蛋白质 /（g/d） | 55.0 | — |
| 总碳水化合物 /（g/d） | —[b] | 50~65 |
| 添加糖 / %E[a] | — | ≤ 10 |
| 总脂肪 / %E | — | 20~30 |
| 饱和脂肪酸 / %E | — | < 10 |
| ω-6 多不饱和脂肪酸 / %E | — | 2.5~9.0 |
| 亚油酸 / %E | 4.0（适宜摄入量） | — |
| ω-3 多不饱和脂肪酸 / %E | — | 0.5~2.0 |
| α-亚麻酸 / %E | 0.6（适宜摄入量） | — |
| EPA[d]+DHA/（mg/d） | 250（200[c]）（适宜摄入量） | — |

[a] 占能量的百分比；[b] 未制定参考值；[c] DHA；[d] 二十碳五烯酸。

## 附表 2-3　孕早期女性微量营养素参考摄入量

| 矿物质 | | 推荐摄入量 | 建议摄入量 | 可耐受最高摄入量 | 维生素 | | 平均需要量 | 推荐摄入量 | 建议摄入量 | 可耐受最高摄入量 |
|---|---|---|---|---|---|---|---|---|---|---|
| 常量元素 | 钙 /（mg/d） | 800 | — | 2 000 | 脂溶性维生素 | 维生素 A/（μg RAE/d）[a] | 480 | 700 | — | 3 000 |
| | 磷 /（mg/d） | 720 | — | 3 500 | | 维生素 D/（μg/d） | 8 | 10 | — | 50 |
| | 钾 /（mg/d） | 2 000 | 3 600 | — | | 维生素 E/（mg α–TE/d）[b] | — | 14（AI）[c] | — | 700 |
| | 钠 /（mg/d） | 1 500（AI） | 2 000 | — | | 维生素 K/（μg/d） | — | 80（AI） | | |
| | 镁 /（mg/d） | 370（AI） | — | — | 水溶性维生素 | 维生素 $B_1$ | 1.0 | 1.2 | | |
| | 氯 /（mg/d） | 2 300 | — | — | | 维生素 $B_2$ | 1.0 | 1.2 | | |
| 微量元素 | 铁 /（mg/d） | 20 | — | 42 | | 维生素 $B_6$ | 1.9 | 2.2 | | 60 |
| | 碘 /（μg/d） | 230 | — | 600 | | 维生素 $B_{12}$ | 2.4 | 2.9 | | |
| | 锌 /（mg/d） | 9.5 | — | 40 | | 维生素 C | 85 | 100 | 200 | 2 000 |
| | 硒 /（μg/d） | 65 | — | 400 | | 泛酸 | — | 6.0（AI） | — | |
| | 铜 /（mg/d） | 0.9 | — | 8 | | 叶酸 /（μg DEF/d）[d] | 520 | 600 | | 1 000[e] |
| | 氟 /（mg/d） | 1.5（AI） | — | 3.5 | | 烟酸 /（mg NE/d）[f] | 10 | 12 | | 35/310[g] |
| | 铬 /（μg/d） | 31（AI） | — | — | | 胆碱 /（mg/d） | — | 420（AI） | | 3 000 |
| | 锰 /（mg/d） | 4.9（AI） | — | 11 | | 生物素 /（μg/d） | — | 40（AI） | | |
| | 钼 /（μg/d） | 110 | — | 900 | | | | | | |

[a] 视黄醇活性当量（RAE，μg）= 膳食或补充剂来源全反式视黄醇（μg）+1/2 补充剂纯品全反式 β–胡萝卜素（μg）+1/12 膳食全反式 β–胡萝卜素 +1/24 其他膳食维生素 A 类胡萝卜素；[b]α–生育酚当量（α–TE）。膳食中总 α–TE 当量（mg）=1× α–生育酚（mg）+0.5× β–生育酚（mg）+0.1× γ–生育酚（mg）+0.02× δ–生育酚（mg）+0.3× α–三烯生育酚（mg）；[c] 适宜摄入量；[d] 叶酸当量（DEF，μg）= 天然食物来源叶酸（μg）+1.7× 合成叶酸（μg）；[e] 指合成叶酸摄入量上限，不包括天然食物来源的叶酸量；[f] 烟酸当量（NE，mg）= 烟酸（mg）+1/60 色氨酸（mg）；[g] 烟酰胺。

有些营养素未制定可耐受摄入量，主要是因为研究资料不充分，不代表过量摄入没有健康风险。

附表 2-4　孕中期女性能量参考摄入量

| 身体活动水平 | 能量 /（kcal/d） |
| --- | --- |
| 轻 | 2 100 |
| 中 | 2 400 |
| 重 | 2 700 |

附表 2-5　孕中期女性宏量营养素参考摄入量

| 宏量营养素 | 推荐摄入量 | 宏量营养素可接受范围 / %E |
| --- | --- | --- |
| 蛋白质 /（g/d） | 70.0 | — |
| 总碳水化合物 /（g/d） | —b | 50~65 |
| 添加糖 / %Ea | — | ≤ 10 |
| 总脂肪 / %E | — | 20~30 |
| 饱和脂肪酸 / %E | — | < 10 |
| ω–6 多不饱和脂肪酸 / %E | — | 2.5~9.0 |
| 亚油酸 / %E | 4.0（适宜摄入量） | — |
| ω–3 多不饱和脂肪酸 / %E | — | 0.5~2.0 |
| α–亚麻酸 / %E | 0.6（适宜摄入量） | — |
| EPAd+DHA/（mg/d） | 250（200c）（适宜摄入量） | — |

a 占能量的百分比；b 未制定参考值；c DHA；d 二十碳五烯酸。

附表 2-6　孕中期女性微量营养素参考摄入量

| 矿物质 | 推荐摄入量 | 建议摄入量 | 可耐受最高摄入量 | 维生素 | 平均需要量 | 推荐摄入量 | 建议摄入量 | 可耐受最高摄入量 |
|---|---|---|---|---|---|---|---|---|
| 常量元素 钙/（mg/d） | 1 000 | — | 2 000 | 脂溶性维生素 维生素 A/（μg RAE/d）[a] | 530 | 770 | — | 3 000 |
| 磷/（mg/d） | 720 | — | 3 500 | 维生素 D/（μg/d） | 8 | 10 | — | 50 |
| 钾/（mg/d） | 2 000 | 3 600 | — | 维生素 E/（mg α-TE/d）[b] | — | 14（AI）[c] | | 700 |
| 钠/（mg/d） | 1 500（AI） | 2 000 | | 维生素 K/（μg/d） | | | 80（AI） | |
| 镁/（mg/d） | 370 | — | — | 维生素 B$_1$ | 1.1 | 1.4 | | |
| 氯/（mg/d） | 2 300（AI） | | | 维生素 B$_2$ | 1.1 | 1.4 | | |
| 微量元素 铁/（mg/d） | 24 | | 42 | 维生素 B$_6$ | 1.9 | 2.2 | | 60 |
| 碘/（μg/d） | 230 | | 600 | 维生素 B$_{12}$ | 2.4 | 2.9 | | |
| 锌/（mg/d） | 9.5 | | 40 | 水溶性维生素 维生素 C | 95 | 105 | 200 | 2 000 |
| 硒/（μg/d） | 65 | | 400 | 泛酸 | — | 6.0（AI） | — | — |
| 铜/（mg/d） | 0.9 | | 8 | 叶酸/（μg DEF/d）[d] | 520 | 600 | | 1 000[e] |
| 氟/（mg/d） | 1.5（AI） | | 3.5 | 烟酸/（mg NE/d）[f] | 10 | 12 | | 35/310[g] |
| 铬/（μg/d） | 34（AI） | | — | 胆碱/（mg/d） | — | 420（AI） | | 3 000 |
| 锰/（mg/d） | 4.9（AI） | | 11 | 生物素/（μg/d） | — | 40（AI） | | — |
| 钼/（μg/d） | 110 | | 900 | | | | | |

[a] 视黄醇活性当量（RAE，μg）= 膳食或补充剂来源全反式视黄醇（μg）+1/2 补充剂纯品全反式 β-胡萝卜素（μg）+1/12 膳食全反式 β-胡萝卜素 +1/24 其他膳食维生素 A 类胡萝卜素；[b] α-生育酚当量（α-TE）。膳食中总 α-TE 当量（mg）=1×α-生育酚（mg）+0.5×β-生育酚（mg）+0.1×γ-生育酚（mg）+0.02×δ-生育酚（mg）+0.3×α-三烯生育酚（mg）；[c] 适宜摄入量；[d] 叶酸当量（DEF，μg）= 天然食物来源叶酸（μg）+1.7×合成叶酸（μg）；[e] 指合成叶酸摄入量上限，不包括天然食物来源的叶酸量；[f] 烟酸当量（NE，mg）= 烟酸（mg）+1/60 色氨酸（mg）；[g] 烟酰胺。
有些营养素未制定可耐受摄入量，主要是因为研究资料不充分，不代表过量摄入没有健康风险。

附表 2-7　孕晚期女性能量参考摄入量

| 身体活动水平 | 能量 /（kcal/d） |
| --- | --- |
| 轻 | 2 250 |
| 中 | 2 550 |
| 重 | 2 850 |

附表 2-8　孕晚期女性宏量营养素参考摄入量

| 宏量营养素 | 推荐摄入量 | 宏量营养素可接受范围 / %E |
| --- | --- | --- |
| 蛋白质 /（g/d） | 85.0 | — |
| 总碳水化合物 /（g/d） | —[b] | 50~65 |
| 添加糖 / %[E] | — | ≤ 10 |
| 总脂肪 / %E | — | 20~30 |
| 饱和脂肪酸 / %E | — | < 10 |
| ω−6 多不饱和脂肪酸 / %E | — | 2.5~9.0 |
| 亚油酸 / %E | 4.0（适宜摄入量） | — |
| ω−3 多不饱和脂肪酸 / %E | — | 0.5~2.0 |
| α−亚麻酸 / %E | 0.6（适宜摄入量） | — |
| EPA[d]+DHA/（mg/d） | 250（200[c]）（适宜摄入量） | — |

[a] 占能量的百分比；[b] 未制定参考值；[c] DHA；[d] 二十碳五烯酸。

附表 2-9　孕晚期女性微量营养素参考摄入量

| 矿物质 | 推荐摄入量 | 建议摄入量 | 可耐受最高摄入量 | 维生素 | 平均需要量 | 推荐摄入量 | 建议摄入量 | 可耐受最高摄入量 |
|---|---|---|---|---|---|---|---|---|
| 常量元素 | 钙 /（mg/d） | 1 000 | — | 2 000 | 脂溶性维生素 | 维生素 A/（μg RAE/d）[a] | 530 | 770 | — | 3 000 |
| | 磷 /（mg/d） | 720 | — | 3 500 | | 维生素 D/（μg/d） | 8 | 10 | — | 50 |
| | 钾 /（mg/d） | 2 000 | 3 600 | — | | 维生素 E/（mg α-TE/d）[b] | — | 14（AI）[c] | — | 700 |
| | 钠 /（mg/d） | 1 500（AI） | 2 000 | — | | 维生素 K/（μg/d） | — | 80（AI） | — | — |
| | 镁 /（mg/d） | 370 | — | — | | 维生素 B_1 | 1.2 | 1.5 | — | — |
| | 氯 /（mg/d） | 2 300（AI） | — | — | | 维生素 B_2 | 1.2 | 1.5 | — | — |
| 微量元素 | 铁 /（mg/d） | 29 | — | 42 | 水溶性维生素 | 维生素 B_6 | 1.9 | 2.2 | — | 60 |
| | 碘 /（μg/d） | 230 | — | 600 | | 维生素 B_12 | 2.4 | 2.9 | — | — |
| | 锌 /（mg/d） | 9.5 | — | 40 | | 维生素 C | 95 | 105 | 200 | 2 000 |
| | 硒 /（μg/d） | 65 | — | 400 | | 泛酸 | — | 6.0（AI） | — | — |
| | 铜 /（mg/d） | 0.9 | — | 8 | | 叶酸 /（μg DEF/d）[d] | 520 | 600 | — | 1 000[e] |
| | 氟 /（mg/d） | 1.5（AI） | — | 3.5 | | 烟酸 /（mg NE/d）[f] | 10 | 12 | — | 35/310[g] |
| | 铬 /（μg/d） | 36（AI） | — | — | | 胆碱 /（mg/d） | — | 420（AI） | — | 3 000 |
| | 锰 /（mg/d） | 4.9（AI） | — | 11 | | 生物素 /（μg/d） | — | 40（AI） | — | — |
| | 钼 /（μg/d） | 110 | — | 900 | | | | | | |

[a] 视黄醇活性当量（RAE，μg）= 膳食或补充剂来源全反式视黄醇（μg）+1/2 补充剂纯品全反式 β-胡萝卜素（μg）+1/12 膳食全反式 β-胡萝卜素 +1/24 其他膳食维生素 A 类胡萝卜素；[b] α-生育酚当量（α-TE）。膳食中总 α-TE 当量（mg）=1× α-生育酚（mg）+0.5× β-生育酚（mg）+0.1× γ-生育酚（mg）+0.02× δ-生育酚（mg）+0.3× α-三烯生育酚（mg）；[c] 适宜摄入量；[d] 叶酸当量（DEF，μg）= 天然食物来源叶酸（μg）+1.7× 合成叶酸（μg）；[e] 指合成叶酸摄入量上限，不包括天然食物来源的叶酸量；[f] 烟酸当量（NE，mg）= 烟酸（mg）+1/60 色氨酸（mg）；[g] 烟酰胺。
有些营养素未制定可耐受摄入量，主要是因为研究资料不充分，不代表过量摄入没有健康风险。

## 哺乳期

附表 2-10　乳母能量参考摄入量

| 身体活动水平 | 能量 /（kcal/d） |
| --- | --- |
| 轻 | 2 300 |
| 中 | 2 600 |
| 重 | 2 900 |

附表 2-11　乳母宏量营养素参考摄入量

| 宏量营养素 | 推荐摄入量 | 宏量营养素可接受范围 / %E |
| --- | --- | --- |
| 蛋白质 /（g/d） | 80.0 | — |
| 总碳水化合物 /（g/d） | —[b] | 50~65 |
| 添加糖 / %E[a] | — | ≤ 10 |
| 总脂肪 / %E | — | 20~30 |
| 饱和脂肪酸 / %E | — | < 10 |
| ω-6 多不饱和脂肪酸 / %E | — | 2.5~9.0 |
| 亚油酸 / %E | 4.0（适宜摄入量） | — |
| ω-3 多不饱和脂肪酸 / %E | — | 0.5~2.0 |
| α- 亚麻酸 / %E | 0.6（适宜摄入量） | — |
| EPA[d]+DHA/（mg/d） | 250（200[c]）（适宜摄入量） | — |

[a] 占能量的百分比；[b] 未制定参考值；[c] DHA；[d] 二十碳五烯酸。

附表 2-12　乳母微量营养素参考摄入量

| 矿物质 | | 推荐摄入量 | 建议摄入量 | 可耐受最高摄入量 | 维生素 | | 平均需要量 | 推荐摄入量 | 建议摄入量 | 可耐受最高摄入量 |
|---|---|---|---|---|---|---|---|---|---|---|
| 常量元素 | 钙 /（mg/d） | 1 000 | — | 2 000 | 脂溶性维生素 | 维生素 A/（μg RAE/d）[a] | 880 | 1 300 | — | 3 000 |
| | 磷 /（mg/d） | 720 | — | 3 500 | | 维生素 D/（μg/d） | 8 | 10 | — | 50 |
| | 钾 /（mg/d） | 2 400 | 3 600 | — | | 维生素 E/（mg α-TE/d）[b] | — | 17（AI）[c] | — | 700 |
| | 钠 /（mg/d） | 1 500（AI） | 2 000 | — | | 维生素 K/（μg/d） | — | 85（AI） | — | — |
| | 镁 /（mg/d） | 330 | — | — | | 维生素 B₁ | 1.2 | 1.5 | | |
| | 氯 /（mg/d） | 2 300（AI） | — | — | | 维生素 B₂ | 1.2 | 1.5 | | |
| 微量元素 | 铁 /（mg/d） | 24 | — | 42 | 水溶性维生素 | 维生素 B₆ | 1.4 | 1.7 | | 60 |
| | 碘 /（μg/d） | 240 | — | 600 | | 维生素 B₁₂ | 2.6 | 3.2 | | |
| | 锌 /（mg/d） | 12 | — | 40 | | 维生素 C | 125 | 150 | 200 | 2 000 |
| | 硒 /（μg/d） | 78 | — | 400 | | 泛酸 | — | 7.0（AI） | — | — |
| | 铜 /（mg/d） | 1.4 | — | 8 | | 叶酸 /（μg DEF/d）[d] | 450 | 550 | — | 1 000[e] |
| | 氟 /（mg/d） | 1.5（AI） | — | 3.5 | | 烟酸 /（mg NE/d）[f] | 12 | 15 | — | 35/310[g] |
| | 铬 /（μg/d） | 37（AI） | — | — | | 胆碱 /（mg/d） | — | 520（AI） | — | 3 000 |
| | 锰 /（mg/d） | 4.8（AI） | — | 11 | | 生物素 /（μg/d） | — | 50（AI） | — | — |
| | 钼 /（μg/d） | 103 | — | 900 | | | | | | |

[a] 视黄醇活性当量（RAE，μg）= 膳食或补充剂来源全反式视黄醇（μg）+1/2 补充剂纯品全反式 β-胡萝卜素（μg）+1/12 膳食全反式 β-胡萝卜素 +1/24 其他膳食维生素 A 类胡萝卜素；[b] α-生育酚当量（α-TE）。膳食中总 α-TE 当量（mg）=1× α-生育酚（mg）+0.5× β-生育酚（mg）+0.1× γ-生育酚（mg）+0.02× δ-生育酚（mg）+0.3× α-三烯生育酚（mg）；[c] 适宜摄入量；[d] 叶酸当量（DEF，μg）= 天然食物来源叶酸（μg）+1.7× 合成叶酸（μg）；[e] 指合成叶酸摄入量上限，不包括天然食物来源的叶酸量；[f] 烟酸当量（NE，mg）= 烟酸（mg）+1/60 色氨酸（mg）；[g] 烟酰胺。
有些营养素未制定可耐受摄入量，主要是因为研究资料不充分，不代表过量摄入没有健康风险。

# 参考文献

[1] 中国营养学会.中国居民膳食指南（2016 版）[M].北京：人民卫生出版社，2016: 170-171.

[2] 王潇潇，杨慧霞.孕前超重或肥胖女性妊娠期糖尿病的预防 [J].中华围产医学杂志，2021，24(5): 372-376.

[3] 黄荣，伍晴，傅小红.红酒多酚稳定性研究及美白功效评价 [J].化学研究与应用，2018, 30(11): 1786-1791.

[4] GBD 2016 Alcohol Collaborators, Alcohol use and burden for 195 countries and territories, 1990–2016: a systematic analysis for the Global Burden of Disease Study 2016[J]. The Lancet, 2018, S0140-6736(18)31310-2.rethinking drinking.niaaa.nih.gov, US NIH Web site:What's a "standard" drink?

[5] 杨月欣，王光亚，潘兴昌.中国食物成分表 [M].2 版.北京：北京大学医学出版社，2010.

[6] Sun L, Ranawana D V, Leow M K, et al. Effect of chicken, fat and vegetable on glycaemia and insulinaemia to a white rice-based meal in healthy adults[J]. European Journal of Nutrition, 2014, 53: 1719-1726.

[7] Sun L, Goh H J, Govindharajulu P, et al. Postprandial glucose, insulin and incretin responses differ by test meal macronutrient ingestion sequence (PATTERN study) [J]. Clinical Nutrition, 2020, 39: 950-957.

[8] 朱照华.酸笋的营养成分检测及其主要风味物质的研究 [D].南宁：广西大学，2014.

[9] 简叶叶.燕窝对肺阴虚小鼠免疫功能影响的研究 [D].福州：福建农林大学，2017.

[10] 王天娇，汤鋆，胡争艳，等.高效液相色谱法快速检测人血清中唾液酸 [J].卫生研究，2021，50(02): 333-336.

[11] 冯君.HPLC 法测定牛奶中游离唾液酸和与低聚糖结合的唾液酸含量 [J].食品科学，2008，29(05): 355-357.

[12] 王增.孕期水肿药膳方 [J].东方药膳，2008(04): 14.

[13] 周静静.茯苓药用简史 [D].哈尔滨：黑龙江中医药大学，2015.

[15] 潘登善.论阿胶的补血作用 [J].陕西中医，2004，25(11)：1032-1033.

[16] 陈国中，卢磊.论阿胶的临床应用及其冬令进补的方法 [J].浙江中西医结合杂志，2008，18(10): 43.

[17] 李笃军，杨铧，武勇，阿胶的药理分析及临床应用 [DB/OL].金锄头文库，2022-05-30.

[18] 陈君石，周建烈.维生素矿物质补充剂临床应用专家共识 [M].北京：中华医学电子印象出版社，2022：67-70.

[19] 中国食品科学技术学会益生菌分会.益生菌的科学共识（2021 版）[J].中国食品学报.2021：1-5.

[20] 张心红，王凤英.妊娠期益生菌干预对母儿影响的研究进展 [J].河北医药，2019, 41(06): 925-

928.

[21] 吕思婷，刘赫，潘礼龙．妊娠期肠道菌群变化及益生菌干预研究进展 [J].实用医学杂志，2018, 34(23): 3849-3853.

[22] 杨月欣，葛可佑．中国营养科学全书 [M].北京：人民卫生出版社，2019.

[23] 顾景范，杜寿玢，郭长江．现代临床营养学 [M].北京：科学出版社，2016.

[24] 孙长颢，凌文华，黄国伟．营养与食品卫生学 [M].北京：人民卫生出版社，2012: 112-114.

[25] 张翠珍，高珊，马晓红．孕期维生素 D 缺乏与妊娠期疾病关系的研究进展 [N].牡丹江医学院学报，2022: 20-21.

[26] 刘燕萍，马良坤．孕期精准营养管理专家共识 [M].北京：科学技术文献出版社，2021.

[27] Molgaard C, Michaelsen K F.Vitamin D and bone health in early life[J]. Proceedings of the Nutrition Society, 2003, 62(4): 823-828.

[28] Null.Vitamin D and adult bone health in Australia and New Zealand:Apositionstatement[J]. MedJAust, 2005, 182(6): 281-285.

[29] 中国营养学会．中国居民膳食营养素参考摄入量 [M].北京：科学出版社，2013: 400-401.

[30] 孟丽萍，张坚，赵文华．母亲 DHA 摄入与胎儿、婴儿 DHA 营养状况及发育的关系 [J].卫生研究，2005, 34(2): 231-233.

[31] 国家药典委员会．中华人民共和国药典：二部（2000 年版）临床用药须知 [M].北京：化学工业出版社，2001: 456-459.

[32] 窦攀，徐庆．妊娠合并糖尿病的营养治疗 [M].北京：科学技术文献出版社，2018: 79-80.

[33] 谢幸，孔北华，段涛．妇产科学（第 9 版）[M].北京：人民卫生出版社，2018: 123-127.

[34] 王兴国，滕越．长胎不长肉 [M].北京：中国妇女出版社，2012(1): 188.

[35] 上海第二医学院．药理学 [M].上海：上海人民出版社，1973(8): 87.

[36] 张玥娇.2020 年怀柔区孕妇和 8 ～ 10 岁儿童碘缺乏病监测结果 [J].中国地方病防治，2021, 36(4): 329-330.

[37] 贺林，马端，段涛．临床遗传 [M].上海：上海科技出版社．2013: 563.

[38] 金华，杨桦．妊娠合并肝豆状核变性 1 例报告及文献复习 [J].中国医刊，2017, 52(12): 76-78.

[39] 袁静，单若冰．母亲水、电解质及酸碱平衡对胎儿及新生儿的影响.2019, 7(2): 105-108.

[40] 葛均波，徐永健，王辰．内科学（第 9 版）[M].北京：人民卫生出版社，2018: 448-449.

[41] 蔡东联．实用营养师手册 [M].北京：人民卫生出版社，2009: 1591-1594.

[42] 杨慧霞．妊娠合并糖尿病：临床实践指南（第 2 版）[M].北京：人民卫生出版社，2013.

[43] 中华医学会糖尿病学分会．中国 2 型糖尿病防治指南（2017 年版）[J].中国实用内科杂志，2018, 38(4): 53.

[44] 祝玉婷，胡志和．无糖食品的研究进展 [J].饮料工业杂志，2021, 24(3): 75-79.

[45] 汤大铁．无糖食品，想吃就吃？[J].家庭医药（快乐养生），2017: 54.

[46] 章培军，李自青．苦荞粗粮饼干对糖尿病患者血糖控制效果的影响 [N].山西大同大学学报（自然科学版），2021, 37(5): 62-65.

[47] 张晓红，徐雅兰．妊娠期低血糖的早期识别和规范化救治 [J].中华产科急救电子杂志，2018, 7(2): 72-76.

[48] 朱春兰，刘玉红，刘红．妊娠期糖尿病各孕期血脂水平变化研究进展 [J].中外女性健康研究杂志，2019, 8(15): 25-35.

[49] 岳书帆，裴玲，陈文湛，等．不同孕期血脂值与妊娠并发症的关系 [J]．中山大学学报杂志，2021, 42(5): 762-770.

[50] 杨李丽，蒋波，杨年，等．孕期血脂水平、血液流变学与孕妇妊娠结局的关系 [J]．四川医学杂志，2020, 41(5): 526-529.

[51] 耿霞，齐鑫，马海峰．营养干预对孕期血脂及妊娠结局的影响 [J]．医学信息杂志，2013, 26(8): 230.

[52] 中国成人血脂异常防治指南修订联合委员会．中国成人血脂异常防治指南（2016 年修订版）[J]．中国循环杂志，2016, 31(10): 937-953.

[53] 马方，于康．北京协和医院医疗诊疗常规营养科诊疗常规 [M].2 版．北京：人民卫生出版社，2012.

[54] 林宁，石慧，李孟兰，等．妊娠期低同型半胱氨酸检测指标在不同孕期的临床应用分析 [J]．中国计划生育和妇产科杂志，2020, 11(10): 84-86.

[55] Ren X, Yu S, Dong W, et al. Burden of depression in China, 1990-2017: Findings from the global burden of disease study 2017[J]. J Affect Disord, 2020, 268: 95-101.

[56] Silber B Y, Schmitt J A J. Effects of tryptophan loading on human cognition, mood, and sleep[J]. Neuroscience and Biobehavioral Reviews, 2010, 34(3): 387-407.

[57] 吴彦君．成年人 B 族维生素摄入量与抑郁症的关系研究 [D]．青岛：青岛大学，2020.

[58] 杜秉健，唐晓双，翟晓娜，等．具有抗抑郁功效食品营养因子的研究进展 [J]．食品科学，2015, 36(05): 212-220.

[59] 中国营养学会妇幼营养分会．中国妇幼人群膳食指南（2016 版）[M]．北京：人民卫生出版社，2018: 39-49.

[60] 陈玉辉．空腹抽血不必滴水不沾 [J]．家庭医学杂志，2019(02): 37.